LAS VIDAS QUE NO CONTARON

Dra. Laurie Ann Ximénez-Fyvie

LAS VIDAS QUE NO CONTARON

¿CUÁNTOS MEXICANOS MURIERON REALMENTE EN LA PANDEMIA?

🌐 Planeta

In memoriam

Al señor Héctor Rivera Arroyo —padre de Héctor Israel
y Sebastián, esposo de Jezrel, hermano adorado y mexicano—,
quien falleció a los 62 años de edad, por COVID-19, el 27 de
octubre de 2020 a las 03:00 horas en el Hospital General
de México Doctor Eduardo Liceaga, en Ciudad de México.

Y al señor Elpidio Santiago Moreno —padre de Teresa y Violeta;
esposo de Facunda; hombre bueno y trabajador, mexicano—,
quien falleció a los 67 años de edad, por COVID-19, el 2 de febrero
de 2022 a las 18:00 horas en su domicilio en Ciudad de México.

Su recuerdo y el de más de 18 millones de personas fallecidas
por esta pandemia[1] inspiran la lucha continua de muchos
para tratar de evitar o reducir la pérdida innecesaria
de vidas humanas durante esta crisis.

Cada vida perdida es un pequeño universo que se quiebra.

*Este libro está dedicado a las incontables familias mexicanas enlutadas
por la pérdida de seres queridos a consecuencia de la pandemia,
que duelen no solo por su pérdida, sino también por la invisibilidad
y normalización de su tragedia.*

Para Ricardo y Alec, siempre.

ÍNDICE

Glosario 15

Prólogo 19

1. **La mortal segunda ola en México
   y sus héroes anónimos** 31

   Exceso de mortalidad 33

   Lo más horrible que viví en mi vida 36

   Morir en la banqueta 38

   «Quédate en casa… hasta que te falte
       la respiración» 39

   Dolo 42

   Humillación 43

   Jóvenes sin vacunas, ancianos sin refuerzos 47

   Funcionarios sin dignidad 50

   Estado de guerra 54

   «Nadie quiere ir al hospital» 57

   Las estampas no funcionan:
       el presidente se contagia 60

   Hugo, no aclares que oscureces 63

   Un triste balance 65

2. **La carrera entre variantes y vacunas:**
   el segundo capítulo de la pandemia 69
   Aprendiendo sobre la marcha 82
   Que no nos gane el patógeno 86
   Las segundas partes nunca fueron buenas 91
   La calidad de las vacunas 95
3. **La (no) estrategia de vacunación en México** .. 101
   No vacunar a todo el personal de salud
      de todo el país 103
   «Como delincuente» 107
   El privilegio de vacunarse fuera 111
   Vacunas de cuarta para los maestros 116
   AMLO y el eje del mal neoliberal 121
   El #VacunaGate: aplicación de vacunas
      de Pfizer diluidas 125
   Vacunas de aire 127
   Moderna: otra oportunidad que se perdió 129
   ¿Los niños primero? Ahorita no... 131
4. **Pandemia sin transparencia en los datos** 139
   La manipulación del semáforo epidemiológico..... 139
   Vacunas «de chile, de dulce y de manteca» 142
   Aviones con mariachis 145
   La danza de las ocurrencias 149
   Vacunación en Ciudad de México 150
   Sin trazabilidad 152
   El rezago en los datos 153
   Actas de defunción: «Ponga lo que le parezca»..... 155
   Mentiras y mala contabilidad 160

La cruzada de Mario y Laurianne 165

Sabotaje 171

Datos mañosos 174

5. **¿Quién gestiona la pandemia en México?** 181

Vacunación por código postal 181

CanSino para Vicente Fernández 184

Cadeneros de las vacunas 189

Todos callados 192

Caída en los casos y de vuelta al infierno 195

Tercera y cuarta olas sin el zar anti-COVID 206

El invitado de la corte 211

La responsabilidad de López Obrador
y de Sheinbaum 216

Los gobiernos estatales 223

6. **Mentiras y desinformación
desde los micrófonos oficiales** 229

Tantita madre, por favor 238

¿Qué se puede esperar? 241

Un tendal de huérfanos 242

Reina la anticiencia en el mundo de la posverdad . . 246

Matemáticas de ficción 255

7. **Normalizar la tragedia** 261

Acostumbrarse a la tragedia 262

México: el peor alumno 265

Los caminos de la vida 270

La mala información 274

La lotería del COVID 277

Falso sentido de seguridad 278

Justos por pecadores 280

Aprender del pasado 284

Los nuevos antivirales 288

8. *Grand Finale* 291

Ómicron: el fin de la pandemia, ¿cierto o falso? 295

¿Viva la libertad? 303

Se desploman las bolsas 308

Y ahora ¿qué? 310

Notas 317

GLOSARIO

- El virus que está causando la pandemia actual se llama SARS-CoV-2.
- SARS son las siglas de *Severe Acute Respiratory Syndrome* (síndrome respiratorio agudo grave, en español).
- CoV hace referencia a *coronavirus*, que en la nomenclatura taxonómica internacional describe a un grupo de virus clasificados dentro del reino *Riboviria*, el orden *Nidovirales*, el suborden *Comidovirineae*, la familia *Coronaviridae*, la subfamilia *Orthocoronaviridae*, el género *Betacoronavirus*, el subgénero *Sarbecovirus* y la especie SARS-*Related Coronavirus* (coronavirus relacionados con SARS, en español).[2]
- El 2 denota que en su momento era el segundo virus que fue clasificado dentro del grupo taxonómico anterior.
- La enfermedad causada por el virus SARS-CoV-2 se llama COVID-19.
- COVID es acrónimo de *Coronavirus Disease* (enfermedad por *coronavirus*, en español).
- 19 se refiere a 2019, año en el que se describió el primer caso de la enfermedad.

- «Semana epidemiológica» (SE), según el Sistema Nacional de Vigilancia Epidemiológica (Sinave), se refiere a cada semana calendario a partir de la primera de enero que corre completa de domingo a sábado. Cabe destacar que las SE no necesariamente coinciden con las semanas cronológicas del año.

- Para nombrar a las variantes del virus SARS-CoV-2 se utilizan tres nomenclaturas actualmente reconocidas, desarrolladas por las plataformas: GISAID,[3] Nextrain[4] y Pango[5] para distinguir a los diferentes linajes genéticos del virus. Cada plataforma tiene su propio sistema para clasificar y nombrar a las variantes, de tal manera que la misma variante puede recibir más de un nombre.

- La Organización Mundial de la Salud (OMS) clasifica solo algunas de las variantes identificadas en las plataformas anteriores, que demuestran tener relevancia clínica o el desarrollo de la pandemia, como VUMs (*Variants Under Monitoring;* variantes bajo vigilancia, en español), VOIs (*Variants of Interest;* variantes de interés, en español) o VOCs (*Variants of Concern;* variantes de preocupación, en español), de acuerdo con su grado de potencial peligrosidad.

- Para evitar confusión, y para facilitar el entendimiento de la población general sobre las variantes, la OMS asigna nombres utilizando letras consecutivas del alfabeto griego a las variantes que considera que deben ser destacadas por sus propiedades.[6]

- Una misma variante puede tener hasta cuatro nombres diferentes que se consideran sinónimos. Por ejemplo,

B.1.617.2 se refiere a la nomenclatura asignada en la plataforma Pango a la variante nombrada *delta* por la OMS. A su vez, la misma variante recibe también la designación G/452R.V3 en la plataforma GISAID y 21A/S:478K en Nextrain. De ahí que: *delta* = B.1.617.2 = G/452R.V3 = 21A/S:478K.

PRÓLOGO

A Vanesa nunca la conocí personalmente. Nos conocimos por voz y por mensajes de texto durante la segunda ola de contagios. Ella buscaba atención médica para su hermana mayor, quien se había contagiado de COVID-19. Nos envió un correo electrónico para solicitar el servicio gratuito de atención médica temprana a distancia que en Salvemos con ciencia[7] —la asociación civil que fundé, con la colaboración de un grupo de médicos, científicos y otros profesionales— ofrecimos a miles de pacientes desde julio de 2020 y hasta el descenso de la segunda ola a finales de febrero de 2021. Ella nos escribió el 9 de enero, contándonos que su hermana de 42 años llevaba días con síntomas que habían comenzado a empeorar.

Hay que recordar que enero de 2021 fue especialmente cruel para muchos enfermos con COVID-19 y para sus familias. El vendaval de contagios que llegó para las fiestas navideñas —cortesía, en gran medida, del semáforo epidemiológico de Ciudad de México que las autoridades de gobierno manipularon en esas fechas para evitar que la ciudad pasara a rojo y así pudieran continuar las compras prenavideñas—[8] había provocado un colapso en los centros de salud públicos y privados de la localidad.

La crisis hospitalaria fue tan grave y prolongada que, del 11 de diciembre de 2020 al 5 de febrero de 2021, el Sistema de Información de la Red IRAG[9] registraba una ocupación diaria de camas generales en Ciudad de México arriba de 80%, que llegó a superar 90% durante cerca de una semana entre el 9 y el 14 de enero de 2021. De las unidades médicas que atendían a pacientes con COVID-19 en Ciudad de México, 83.6% tenía una ocupación superior a 75%, y más de la mitad (52.5%) estaba desbordada, trabajando por encima de su capacidad.

Era difícil encontrar camas para hospitalización general y más difícil todavía en unidades de terapia intensiva. Por si eso no hubiera sido suficiente, era casi imposible encontrar tanques y concentradores de oxígeno tanto para renta como para compra, lo cual obstaculizaba que los enfermos que presentaban disminución en su saturación de oxígeno pudieran tratarse adecuadamente en casa. Los pacientes morían en tránsito o en casa, luego de un largo viacrucis de sus familiares, desesperados por brindarles algo de alivio. En ese contexto conocí a Vanesa. Tendría unos treinta y tantos años, asumo, porque en realidad nunca le pregunté su edad.

Por aquel entonces, junto con Montse, quien fue mi mano derecha durante casi un año en Salvemos con ciencia, nos encargábamos de recibir las primeras comunicaciones por correo electrónico de personas que escribían para hacer comentarios, pedir información o solicitar atención médica. Siguiendo el protocolo de selección de casos que el Consejo Médico de Salvemos con ciencia había establecido, los pacientes con COVID-19 que escribían para solicitar atención médica pasaban por un filtro preliminar que nos encargamos de llevar a cabo mediante un breve cuestionario estandarizado que nos permitía identificar a los pacientes que presentaban cuadros demasiado avanzados para tratarlos con nuestro protocolo de atención médica temprana a distancia de COVID-19 —tales casos se remitían de inmediato a centros hospitalarios— y cuáles sí calificaban para recibir atención médica porque presentaban cuadros de leve a moderado, que se podían vigilar y tratar en casa por vía remota.

Hasta diciembre de 2020 los propios médicos voluntarios de Salvemos con ciencia daban seguimiento a los pacientes asintomáticos o con síntomas muy leves que no requerían más que acompañamiento y vigilancia continua durante los 10 a 14 días de aislamiento y convalecencia. Pero, durante la segunda ola, la demanda se desbordó. Los médicos no se daban abasto. Padecieron cerca de tres meses continuos; sometidos a un nivel excesivo de estrés, saturados no solo con los pacientes que cada uno atendía en su práctica privada o institucional, sino también con los incontables casos que trataban de forma gratuita por vía remota.

Para optimizar su tiempo y asegurar que se pudiera atender a la mayor cantidad de los pacientes que realmente requerían cuidados médicos, establecimos un filtro adicional para identificar a pacientes que presentaban solo cuadros asintomáticos o tan leves que, al momento de contactarnos, podían llevarse simplemente con un régimen bien informado de autovigilancia en casa.[10]

Eso llevó a que Salvemos con ciencia generara información por medio de videos cortos e infografías para todo público, relacionada con la autovigilancia en casa, el uso del oxímetro, la hipoxia feliz (silenciosa) en COVID-19, la interpretación de signos y síntomas, la detección temprana y la importancia del tratamiento oportuno, entre otros temas. Esos eran los materiales e información que enviábamos a los pacientes que al contactarnos presentaban cuadros asintomáticos o muy leves, junto con la instrucción expresa de que nos avisaran de inmediato ante cualquier signo de avance desfavorable de su cuadro. Con esos pacientes nos comunicábamos una vez al día para verificar que todo marchara bien y que se recuperaban satisfactoriamente,

En el filtro preliminar, el caso de la hermana de Vanesa ya estaba demasiado avanzado para remitirla con uno de nuestros médicos voluntarios. Desde hacía más de dos días su saturación de oxígeno había caído por debajo de 85%. En el cuestionario refería que a ratos sus oximetrías se encontraban en el rango de 70 a 80%. Como solíamos hacer en esos casos, expliqué la gravedad de su cuadro y la enorme importancia de llevarla de inmediato a un hospital. Como sea, siempre recurría, por lo menos, a uno de los médicos para tener la certeza de que no había forma de que pudiéramos tomar el caso y de que remitirlo al hospital era la mejor o única opción. Así me lo aseguraron.

Vanesa contestó más o menos una hora después, agradeciendo las atenciones y asegurando que llevaría a su hermana al hospital.

Comunicaciones como esa —entre tantas otras— se quedan por días rondando en la mente, algunas quizá se quedarán por siempre. La posibilidad de que el desenlace pudiera haber sido positivo, la duda o la angustia de que tal vez no lo fue. La certidumbre de que la incógnita permanecerá. Durante estos dos años de pandemia mi vida se ha entrelazado con la de muchas personas que jamás conoceré, pero cuyas historias de esperanza, de tragedia, de generosidad, de amor, de desesperación y de pérdida se han fundido de modo irreversible con la mía. Es un sentimiento difícil de explicar.

Pasaban de las 10:30 de la noche el 9 de enero cuando recibimos la última respuesta de Vanesa en el buzón de Salvemos con ciencia. Casi dos días después, alrededor del mediodía del 11 de enero, llegó otro correo de ella donde nos explicaba que, al día siguiente de nuestro último correo, un familiar les había conseguido un tanque de oxígeno portátil y como la saturación de su hermana había subido a 87% con las puntas nasales, decidieron esperar antes de ir al hospital. Pero ahora no sabía qué hacer porque saturaba apenas arriba de 80% aun con el oxígeno, pero no llegaba siquiera a 70% sin él, y el tanque estaba a punto de quedar vacío.

Le dije que fueran al hospital de inmediato y le di mi número de celular para que me llamara si podía hacer algo más para ayudarlas. Unas horas después me llamó desesperada, entre llantos entrecortados desde su auto. Llevaba a su hermana en el asiento trasero con su pequeño tanque de oxígeno a punto de quedar vacío. Eran derechohabientes del Instituto Mexicano del Seguro Social (IMSS) y el hospital que les quedaba más cerca era el de San Juan de Aragón. Ahí le dijeron que estaban a tope y no estaban recibiendo más pacientes. Le recomendaron que tratara de recargar el tanque —le dieron una dirección— o que mejor se fuera de inmediato al hospital de zona en Tlatelolco.

Con su hermana agonizando en el asiento trasero, volvió a marcarme.

—Doctora, ¿qué hago? Se ve muy mal. No hay camas, no me la reciben, me mandaron a Tlatelolco, pero creo que el tanque ya no tiene oxígeno. Se ve muy mal.

—¿Qué te queda más cerca, Vanesa: la recarga o el hospital? —le pregunté.

—El hospital —contestó.

—Corre entonces al hospital donde te dijeron que la reciben.

Esperé casi dos horas. Nada. De repente volvió a sonar el teléfono.

—¡Aquí tampoco me la reciben! ¡Dicen que no hay camas! Me mandaron a La Raza. —Sollozaba inconsolable.

—Vanesa, cálmate. Dime cómo está su oxigenación —le pregunté.

—Marca 48, doctora… —me dijo en voz baja.

—Pide que te den un tanque de oxígeno, Vanesa, o que te cambien el que tienes por uno lleno.

Entonces se cortó la llamada…

Imaginé lo que había sucedido. Lloré de desesperación e impotencia, con una sensación de agonía, sabiendo que la imaginación no se compara con vivir en carne propia una tragedia de esa magnitud. Con el tiempo me sigo preguntado: ¿por qué fui yo quien terminó acompañando a esa valiente mujer desconocida en el peor día de su vida? No tengo una respuesta. Sé que hoy me honra tener el privilegio de contar su historia en estas páginas y, con ello, tratar de apartar a Vanesa y a su hermana —como tan acertada y conmovedoramente lo señaló Ricardo Raphael sobre la muerte de sus suegros— «de la violencia que implica sumarlas, sin adjetivos ni biografía, a la estadística».[11]

No obstante, al tratar de rescatar la historia de Vanesa y de su hermana, la suya es apenas una de las centenas de miles de personas que han muerto en circunstancias similares durante la pandemia en México. Muertes violentas, dramáticas y dolorosas; la gran mayoría de ellas en soledad; pero, sobre todo, muchas de ellas muertes que pudieron prevenirse con un programa más ágil y amplio de vacunación, con la adopción de medidas epidemiológicas de contención de la propagación del virus, y en especial con más y mejor información para la población. Información clara y precisa sobre la prevención del contagio, incluyendo la utilización correcta del cubrebocas y la importancia de la ventilación de espacios cerrados.

Para finales de 2020 había ya suficiente información científica que demostraba que la vía predominante de transmisión de COVID-19 son los aerosoles respiratorios. Pero, durante más de un año, las autoridades sanitarias de México seguían perdidas en la politización del uso del cubrebocas, en lugar de hablar con claridad del tema. El problema persiste hasta hoy. Basta con asomarse a la página web de lo que se supone que es la fuente principal de información a la comunidad sobre COVID-19 y la pandemia. La página presenta solo cuatro medidas de prevención: «1) Lava tus manos con agua y jabón. 2) Acude al médico solo en urgencia. 3) Tose o estornuda en la parte interna de tu codo. 4) No difundas noticias falsas».[12] No hay una sola mención del uso de cubrebocas.

En la misma página, la Subsecretaría de Prevención y Promoción de la Salud, que encabeza el vocero de la pandemia en México, el doctor Hugo López-Gatell, contiene el siguiente mensaje, que se consultó el 16 de febrero de 2022:

«Al final del día, sí, lo que vamos a tener es la historia natural de una epidemia: esta enfermedad infecciosa, como muchas otras, a pesar de que no tienen un tratamiento específico, no existe en el mundo entero una vacuna ni tampoco un medicamento que cure de manera directa a esta enfermedad; afortunadamente es una enfermedad que las propias defensas del organismo, el sistema inmune logra eliminar, porque logra impedir la multiplicación del virus».[13]

Resulta incomprensible y vergonzoso que después de más de un año de estar vacunando a la población, de que ya existen aprobados por lo menos dos antivirales contra COVID-19 y de que han muerto más de 667 240 personas en México por esta enfermedad, la autoridad encargada de la pandemia emita un mensaje de este tipo, hablando de las virtudes de dejar a la epidemia seguir su curso a «historia natural» y del sistema inmunológico humano para combatirla. Con este tipo de mensajes, equivocados e insensatos, se ha «informado» a la población mexicana durante la pandemia. Ignorando todas las evidencias de la ciencia vemos, incluso en 2022, el continuo uso de los llamados tapetes sanitizantes en el Aeropuerto Internacional de la Ciudad de México y otros edificios de gobierno,[14] a brigadas sanitarias rociando a la gente, los edificios y las calles con líquidos desinfectantes,[15] a unidades de transporte público repletas de personas con todas las ventanas cerradas, y tantas otras situaciones similares que no solo son inútiles para prevenir contagios, sino que algunas aumentan el riesgo de transmisión.

Me pregunto: con todo lo que el gobierno gasta en propaganda y publicidad, ¿por qué no informar correctamente a la población sobre medidas tan simples y efectivas como, por ejemplo, el uso correcto de cubrebocas y de oxímetros, o sobre la importancia de ventilar y cuidar la calidad del aire en los espacios cerrados? ¿Qué posible excusa podría haber en 2022 para seguir promoviendo un mensaje tan letal como: «acude al médico solo en urgencia», cuando ya sabemos, desde hace más de un año y medio, que una de las claves para salvar vidas de COVID-19 es la detección temprana, la vigilancia de la enfermedad y el tratamiento oportuno? Si por lo menos ese mensaje se acompañara de información e instrucciones de cómo las personas pueden vigilar adecuadamente su oxigenación e interpretar los signos y síntomas para saber de manera oportuna qué condición califica como una urgencia para asegurar que, cuando soliciten atención médica, no sea ya demasiado tarde para poder salvar su vida.

A más de dos años del inicio de la pandemia, en un país como México —que ha pagado ya uno de los precios más altos en el mundo en cuanto a vidas perdidas, cualquiera que sea la razón: irresponsabilidad, desinterés, negligencia, incompetencia o dolo—, es inexcusable que persistan este tipo de deficiencias gubernamentales. La pandemia no ha terminado. Algunos expertos consideran que el surgimiento de la variante *ómicron* pudo haber retrasado más de un año y medio el fin de la crisis sanitaria. Si esto es verdad o no, lo sabremos en los próximos meses; pero, al no ver cercano el fin de la pandemia este año, no podemos seguir minimizando el peligro de COVID-19 y debemos educarnos sobre las medidas correctas para prevenir la transmisión de virus, así como la detección temprana y el tratamiento oportuno de la enfermedad. Esto es lo que cada uno de nosotros puede hacer de forma permanente mientras dure la pandemia para contribuir a que nunca más se vuelvan a repetir historias como la de Vanesa y su hermana, o las de tantas otras víctimas de COVID-19, cuyas muertes pudieron evitarse, de haber tenido la información adecuada a tiempo.

Dos días después del calvario de Vanesa, que terminó con su hermana muerta en el asiento trasero de su vehículo, en la vía pública, frente a un hospital público saturado con enfermos de COVID-19, volvió a marcarme. Me platicó lo que había sucedido cuando se cortó la comunicación. Su hermana murió asfixiada, con miedo y angustia en la mirada, echando lo que describió como espuma con sangre por la nariz y la boca. Me narró las horas desgastantes que siguieron a su muerte, esperando que se hicieran los trámites y dictámenes correspondientes.

No sé si su muerte se incluyó en las cifras oficiales de la pandemia en alguna de las conferencias vespertinas de López-Gatell o no; tampoco sé si se perdió en ese hoyo negro en el que han ido a parar centenas de miles de víctimas, llamado *exceso de mortalidad*. Sé que su vida contaba, y que su muerte me unió por siempre a la de su hermana, Vanesa.

Llorando agradeció mi solidaridad y el acompañamiento por teléfono aquel día. También en llanto le ofrecí mis condolencias y cariño. No hemos vuelto a hablar.

No ha sido nada fácil para mí encarar esta tarea desde hace dos años, como sé bien que tampoco lo ha sido para tantos de ustedes; familias que han perdido a seres queridos, personas que han padecido la enfermedad, gente que se ha encargado de algún enfermo, o todos aquellos que ahora viven con secuelas tras haber padecido COVID-19. En solidaridad, y con respeto a todos ustedes, he escrito este segundo libro que espero sirva como testimonio de los acontecimientos ocurridos durante el segundo año de la pandemia en México y que permita mantener vivas las historias no contadas y el recuerdo de las vidas perdidas.

1. La mortal segunda ola en México y sus héroes anónimos

Desde febrero de 2020 —cuando se reportaron los primeros casos de COVID-19 en México— se han registrado en el país cuatro «olas» o «picos» de contagios. A lo largo de estos 24 meses la población y los medios de comunicación se han acostumbrado a llamar «olas» a cada nuevo periodo en el que ascienden los contagios y las defunciones; pero, en México, en realidad se han vivido cuatro repuntes de una misma ola, puesto que, desde que inició la pandemia, a diferencia de muchos otros países en el mundo, incluyendo Australia, Corea del Sur, España, Laos, Malasia, Nigeria, Nueva Zelanda, Singapur, Tailandia, Taiwán, Vietnam y otros, no ha pasado una sola semana en la que no se registren nuevas defunciones por COVID-19. Una vez entrada la primera ola, durante toda la pandemia, la semana en que menos defunciones se han reportado en México fue la semana epidemiológica (SE) 22 de 2021 (30 de mayo al 5 de junio), en la que se registraron 645 muertes causadas por COVID-19, de acuerdo con la base federal de datos abiertos de casos y defunciones asociados con COVID-19 de la Secretaría de Salud de México.[16]

Al cierre de mi primer libro, *Un daño irreparable. La criminal gestión de la pandemia en México*, a principios de enero de 2021, era claro que nos encontrábamos en la escalada de un nuevo y quizá más severo repunte de contagios —la llamada «segunda ola»—, pero nadie podría haber anticipado entonces la magnitud de la catástrofe que se había estado gestando meses atrás, gracias a la manipulación del semáforo epidemiológico, la continua negativa de las autoridades a implementar una estrategia adecuada de contención epidemiológica de los contagios mediante pruebas diagnósticas suficientes, rastreo de contactos, aislamiento de los casos positivos y vigilancia epidemiológica de las fronteras, así como a establecer una campaña de comunicación efectiva y clara para que la población comprendiera no solo la gravedad de la situación, sino también conceptos simples como la descripción de la vía de transmisión del virus, la necesidad del uso correcto de cubrebocas y la importancia de la ventilación de los espacios cerrados, que habrían permitido a muchos saber qué medidas tenían que seguir para protegerse del contagio. A la fecha, son temas sobre los que las autoridades de México jamás han hablado con claridad y transparencia.

Durante esos primeros días de enero de 2021 los mensajes tanto del presidente de la República como de las autoridades sanitarias federales y de Ciudad de México seguían transmitiendo un discurso demagógico y triunfalista sobre el estado de la pandemia. Según la base de datos de la Secretaría de Salud, se puede estimar que la segunda ola de contagios comenzó en la SE 40 de 2020, cuyo inicio fue el 4 de octubre, y terminó en la SE 19 de 2021, que concluyó el 15 de mayo del mismo año. La segunda ola duró aproximadamente 32 semanas, durante las cuales, en cifras oficiales, murieron 135 945 personas por COVID-19; es decir, 43.8% del total de las defunciones registradas durante la pandemia en México hasta la SE 6 de 2022.

Fue una tragedia magna la que se vivió durante la segunda ola, no solo en Ciudad de México, sino también en muchos estados de la República, en donde, pese al discurso oficial que afirmaba lo contrario, la comunicación oficial errática llevó a muchos a morir; los hospitales se saturaron y la gente mendigaba concentradores de oxígeno, tanques y recargas, debido a la escasez ocasionada por la falta de previsión de las autoridades.

EXCESO DE MORTALIDAD

Durante la segunda ola no solo se perdió cerca de la mitad de todas las vidas que COVID-19 ha cobrado durante lo que va de la crisis sanitaria en México, sino que, además, se rebasó el récord de muertes semanales de 5 539 en la primera ola, durante ocho semanas consecutivas, con cifras de 5 857 a 9 836 muertes semanales, reportadas en las cifras oficiales. Pero la magnitud de la tragedia de la segunda ola fue aún mayor de la que muestran los informes de la Secretaría de Salud de México. Las cifras oficiales han estado siempre subreportadas, tanto en casos como en decesos. Esto se aprecia con claridad, por lo menos en cuanto al subreporte de decesos, al analizar las cifras de exceso de mortalidad durante 2020 y 2021, reportadas por el Instituto Nacional de Salud Pública (INSP) con datos del Sistema Nacional de Vigilancia Epidemiológica (Sisver), el Instituto Nacional de Estadística y Geografía (Inegi), la Base de Datos Nacional del Registro Civil (BDNRC) y el Registro Nacional de Población (Renapo), que publica periódicamente, de manera oficial, el Gobierno de México.[17]

Así, mientras que la Secretaría de Salud sigue obcecada en admitir solo 312 819 muertes como la cifra de pérdidas por COVID-19 al 13 de febrero de 2022, la realidad pinta un panorama más sombrío: la cifra real de muertes por la pandemia en México asciende a 667 240 —de acuerdo con el reporte de exceso de mortalidad hasta la SE 52, es decir, hasta el 1° de enero de 2022—. La estimación actualizada al 13 de febrero de 2022 era de 696 855 muertes en exceso, de las cuales 482 047 fueron muertes causadas directamente por COVID-19, de acuerdo con el registro de actas de defunción. Es decir, 169 228 muertes directas por COVID-19 y 214 808 adicionales por efecto de la pandemia, en total 384 036 muertes que la Secretaría de Salud de México ni siquiera se molesta en reconocer. Las vidas que no contaron, perdidas en el anonimato de lo que se denomina «exceso de mortalidad», en donde hay que bucear para encontrar a todos los muertos por la pandemia que la estadística lópez-gatelliana no alcanza a contar.

Expliquemos un poco este término. El *exceso de mortalidad* es cuando, en un periodo determinado, el número de muertes rebasa el promedio de las defunciones esperadas, que se calculan con base en las defunciones, por todas las causas, observadas en el mismo periodo, pero de varios años previos. A la curva de muertes esperadas por todas las causas se le denomina *canal endémico,* y suele rebasarse solo cuando ocurre algún evento extraordinario, como: un desastre natural, una guerra o, en este caso, una pandemia.

Por ejemplo, se puede tomar la cifra de muertes ocurridas por todas las causas en, digamos, Ciudad de México durante el mes agosto de 2021, y compararlo con el promedio de decesos ocurridos en el mismo mes, cinco años previos a la pandemia, 2015 a 2019. En este ejemplo, si las muertes observadas en 2021 exceden al canal endémico, a esa diferencia se le denomina *exceso de mortalidad.* Lo que es importante recordar es que como el canal endémico ya considera muertes por todas las causas en el mismo periodo del año, aquellas que se registran por encima del canal pueden asumirse como consecuencia directa o indirecta del evento extraordinario que se haya presentado.

Los cálculos del exceso de mortalidad han sido ampliamente utilizados por gobiernos alrededor del mundo para contar con una mejor estimación del costo real en vidas que la pandemia ha tenido en cada país. En México, durante toda la primera parte de la pandemia en 2020, los datos más recientes con los que se contaba sobre mortalidad databan de 2018 y, mientras que muchos países publicaban cifras de exceso de mortalidad para tratar de comprender mejor la evolución y magnitud de la pandemia, aquí era un tema del que ni siquiera se hablaba. Hoy en día, contar con alguna información sobre el exceso de mortalidad, aunque no siempre esté actualizada o completa, ha cambiado de forma importante nuestra capacidad para evaluar la magnitud y el impacto de la pandemia en el país. Debemos esa posibilidad, sin duda, al trabajo de dos profesionales, Mario Romero Zavala y Laurianne Despeghel, quienes al ver que en México no había reportes del exceso de mortalidad se dieron a la tarea, de forma independiente y altruista, de calcularlo para Ciudad de México, a partir de las bases de datos del Registro Civil, y de hacer públicos sus hallazgos.

Pónganle un pin a esto. Retomaré de forma más puntual el tema del exceso de mortalidad y el trabajo de Romero y Despeghel en el capítulo 4.

LO MÁS HORRIBLE QUE VIVÍ EN MI VIDA

«Lo grave de la segunda ola es que, a diferencia de la primera, ya sabíamos a lo que nos enfrentábamos, lo que era la enfermedad, la importancia del cubrebocas y de evitar lugares aglomerados o cerrados», son palabras del doctor Francisco Moreno Sánchez, médico internista infectólogo, jefe del servicio de medicina interna en el Centro Médico ABC de Ciudad de México y, hasta hace poco, encargado del programa de COVID-19 en esa institución.

«En la primera ola fuimos entendiendo que no importaba tener camas si no había médicos intensivistas para atender a esos pacientes. Para la segunda ola, eso ya lo sabíamos. Si hay algo que no conoces y no tomas las medidas adecuadas, la ignorancia puede ser tu excusa. Pero si ya conoces el problema y no le pones remedio, ahí sí hay dolo», dice sin rodeos.

Según este profesional, quien antes de que estallara la actual crisis sanitaria se dedicaba a atender pacientes con enfermedades como el VIH y ahora se ha convertido en una de las fuentes más importantes de información y apoyo a la población durante la pandemia, las autoridades sanitarias mexicanas no cumplieron con su deber de «informar constantemente a la población que la pandemia no ha terminado. Cuando aparecieron las vacunas en la frontera, se dio el mensaje de que íbamos a llegar a tierra firme con las puras vacunas, lo cual no sucedió».

«Mucha de la mortalidad que vimos en diciembre de 2020, en enero y febrero de 2021, se pudo haber evitado porque ya conocíamos las medidas de prevención. Máxime, si no tienes un sistema de salud capaz de tratar a pacientes con insuficiencia respiratoria, choque séptico, falla orgánica múltiple… Entonces, lo que se tenía que hacer era prevenir, porque, si se enferman, puede que lleguen a hospitales donde hay camas, pero no se van a salvar, porque en estas camas no hay ventiladores ni personal entrenado para usarlos. Pero, en lugar de cambiar la estrategia, las autoridades siguieron con la misma».

Para este médico formado en la Universidad La Salle y en la Universidad de Texas, «lo que viví en diciembre, enero y febrero de 2021 es lo más horrible que me tocó en la vida. En 16 meses vi morir más gente que en toda mi carrera profesional. ¿Las razones? Primero, la población no estaba vacunada; todos eran vulnerables; pero sabíamos de antemano que en invierno íbamos a tener más contagios. Segundo, pasé días y días tratando a pacientes graves en sus casas porque no podía conseguirles una cama o debía mandarlos a hospitales totalmente desconocidos para mí. A los pocos que lograba ingresar, ya estaban en condiciones de salud muy complicadas. Vi pacientes morir afuera de un hospital esperando a que se liberara una cama. Para mí, todo eso marca un antes y un después».

MORIR EN LA BANQUETA

«Impotencia, frustración, tristeza, desánimo…». Todo eso sintió el doctor Moreno Sánchez al ver que los pacientes que monitoreaba vía remota iban a necesitar una cama.

«No sabía si meterlos en una lista de espera significaba quitarle una cama a alguien que la necesitaba aún más. Tuve compañeros médicos y familiares a los que no pude ingresar en el hospital [Centro Médico ABC] y que murieron en otros nosocomios. Y, desde las ventanas de mi consultorio, veía los coches en fila. Dentro, los pacientes y sus familiares esperaban una cama, para eventualmente morir… en un estacionamiento».

La crónica periodística de la segunda ola no fue abundante, pero sí suficiente para mostrar una realidad que el gobierno no solo eligió ignorar, sino que desmintió descaradamente.

«Supuestamente un médico lo valoraba [en el servicio telefónico Locatel, que concentra la atención de emergencias por COVID-19 en Ciudad de México], pero la valoración era "quédate en tu casa"», explica Sergio, entrevistado por el sitio web de la revista *Expansión*.[18] Hermano de un hombre con

COVID-19 que finalmente falleció por un infarto, Sergio asegura haber llamado al 911 una docena de veces para que llevaran a su padre a un hospital, pero «la ayuda nunca llegó».

«Entre Navidad y Año Nuevo, la familia de Luis se formó a diario durante las madrugadas en el punto de distribución de Infra firma que produce y distribuye distintos tipos de gases] en la colonia Escandón para rellenar los tanques de oxígeno», sigue el artículo. De acuerdo con los propios datos de la Secretaría de Salud de México, al menos 2 887 de las personas que murieron en Ciudad de México por COVID-19 al 13 de febrero de 2022 perdieron la vida fuera de un hospital.

«En unos 50 hospitales no había lugar para mi madre enferma de COVID-19 y ahora se debate entre la vida y la muerte», titulaba, por su parte, el portal de noticias en español de la BBC a mediados de enero de 2021.[19] Sin embargo, oficialmente, el mensaje era "quédate en casa (para que te mueras en casa)"», recuerda el doctor Moreno Sánchez.

«QUÉDATE EN CASA... HASTA QUE TE FALTE LA RESPIRACIÓN»

«El mensaje "quédate en casa" cobró vidas y su única finalidad fue que el sistema de salud no se viera saturado. Y lo que hizo la Secretaría de Salud fue disfrazar la situación creando camas que no eran útiles. Así, el paciente, en lugar de morir en su casa, moría en el hospital en las primeras 24 horas».

Hay un estudio del Instituto Nacional de Ciencias Médicas y Nutrición Salvador Zubirán (INCMNSZ) que afirma que 45% de los pacientes internados que murieron allí no tuvo acceso a un ventilador.

«Estamos hablando del principal hospital público, el más preparado y el que tenía los medicamentos que nadie más conseguía», continúa explicando el doctor Francisco Moreno Sánchez. «Ellos tenían que aceptar a los pacientes que les llegaban para no colapsar el sistema de salud».

Las estadísticas funestas siguieron: en octubre de 2020, el mismo Instituto Mexicano del Seguro Social (IMSS) divulgaba en los principales medios mexicanos de comunicación un dato que hiela la sangre: ocho de cada 10 pacientes intubados, con ventilación mecánica, internados en sus centros de salud, murieron.[20] Frente a esa proporción, que en octubre de ese año se traducía en 15 070 pacientes muertos de entre 17 331, Moreno esgrime varias respuestas: «El IMSS abrió hospitales de segundo nivel [para atender casos de COVID-19] sin terapias intensivas o con terapias intensivas creadas en el momento en que esto ocurría [la pandemia], sin tener médicos intensivistas ni personas que supieran manejar los ventiladores».

«La gente veía que había un paciente intubado que se moría, luego otro intubado que también se moría. Entonces el siguiente paciente no quería intubarse. Sumado al mensaje oficial "Quédate en casa", esto generó el miedo de la población a internarse. [Las autoridades] acabaron provocando un miedo terrible entre la población y la intubación era vista como un certificado de defunción…, como decirles "te vas a morir", en lugar de ver en este aparato un posible rescate».

«Algunos médicos me contaron que en ciertos lugares no había ni sedantes ni relajantes musculares, lo que significa que la intubación se hacía, como uno se imagina que se realiza en lugares como Somalia, por gente inexperta, provocando neumotórax, barotrauma…, porque nunca habían manejado un ventilador y lo ponían a una presión tal que un pulmón rígido con COVID-19 reventaba».

«Para ser claros: un intensivista tarda entre un año y año y medio en aprender a manejar una de esas máquinas en terapia intensiva. Y [las autoridades] creyeron que, teniendo máquinas en esos hospitales de segundo nivel, alguien con un curso de diez días iba a saberlo hacer».

A la fecha, la siniestra estadística del IMSS se mantiene e incluso ha aumentado. Durante toda la pandemia, 88.7% de los pacientes con COVID-19 que han sido intubados en hospitales y clínicas del IMSS a nivel nacional ha muerto. Si consideramos solo a Ciudad de México, esta estadística asciende de manera escalofriante a 91.1%, de acuerdo con cifras de la propia Secretaría de Salud de México.[21] Como punto comparativo, en hospitales privados de la capital del país, esta cifra es de 55.6%. El doctor Moreno Sánchez señala que en algunas instituciones médicas privadas baja hasta 11%. «Eso quiere decir que 89% de los que se intuban salen adelante», puntualizó.

Dolo

«Más que improvisación, yo creo que hubo un engaño, decirle a la gente todas las tardes: "tenemos camas disponibles", pero nunca decías cuál era la mortalidad en los hospitales. Y a los que sí iban a los hospitales les decían: "Ahorita no, venga cuando se sienta peor". Cuando es harto sabido que, cuanto más avanzado es el estado de un paciente, más difícil resulta rescatarlo. Y el que finalmente llegaba al hospital tenía de dos: o no había lugar, pues de hecho mucha gente se murió en la ruta buscando hospitales, o te admitían en un hospital donde había una cama sin ventilador, sin intensivista, sin nada… El mensaje gubernamental fue "no se preocupen, hay camas". Lo que no te decían era que las camas eran para que los pacientes murieran».

Para nombrar esta estrategia de la Secretaría de Salud, el doctor Moreno Sánchez no tiene otro término que *dolo*. Primero, «porque ya sabían que el sistema de salud no estaba preparado para atender a esos pacientes. Segundo, si esos pacientes no tenían un monitoreo muy estricto, podían estar respirando a 50 por minuto, pero en el momento en que se cansaran iban a requerir entrar a un hospital. Fuera de los hospitales, la situación también era desesperante: no había oxígeno para recargar, la gente mandaba listas de lugares donde supuestamente se conseguía y luego uno llegaba y no había».

«Se dejó que pasara el "Buen Fin", las primeras compras de diciembre, que la economía se mantuviera y el costo fue una cantidad enorme de vidas cuyo número todavía no sabemos. Porque, muchos de los que murieron en casa, sus parientes preferían decir que no había sido por COVID-19 para que no les fuera privada la posibilidad de velarlos. Culturalmente queremos estar cerca de nuestros muertos, es una realidad, por eso los festejamos y tenemos un día especial para ello. En este contexto, [el gobierno] se aprovechó de todo eso para maquillar lo que realmente estaba pasando: una tragedia», cuenta Moreno Sánchez.

HUMILLACIÓN

A pesar de ser un especialista en enfermedades infecciosas, al doctor Moreno Sánchez el gobierno no le ofreció una vacuna por ser trabajador de la salud, «sino hasta que me tocó por edad. Y muchas de mis enfermeras o se tuvieron que ir a vacunar en el extranjero o debieron esperar hasta que les tocara por edad», cuenta.

En enero de 2021 se empezó a vacunar al personal de salud del sector público: «Ya habíamos visto a compañeros morir y esperábamos la vacuna con ansias». Mientras la desorganización gubernamental en el reparto y la aplicación de vacunas permitía absurdos como que poblaciones remotas a las que el virus aún no había llegado fueran las primeras en ser inmunizadas, muchos médicos creían que, después de un año luchando en las trincheras contra el COVID-19, por fin iban a ser reivindicados de alguna forma. Pero, tristemente, no fue así. Porque al final, te excluían por ser médico privado», dice el infectólogo con tristeza. Algún político tuvo, incluso, la desafortunada idea de decir que los médicos privados tienen «una mayor remuneración y podrían irse al extranjero [a vacunarse]».

La máxima autoridad de este país, el presidente de la República, calificó de «injusto» el reclamo de los médicos del sector privado que solicitaban ser inmunizados.[22]

Corría abril de 2021 y viajar a Miami a inocularse parecía ser la única opción para aquellos médicos que, por edad, aún debían esperar su turno. Pero muchos médicos no tenían visa —en la actualidad, la espera para obtener una visa de turismo en el consulado de Estados Unidos en Ciudad de México es de año y medio en promedio—. Otros no tenían pasaporte o lo tenían vencido, y las oficinas del Servicio de Relaciones Exteriores apenas empezaron a atender con normalidad en mayo de 2021.

Pero la bofetada no era solo para los médicos del sector privado: odontólogos, camilleros, paramédicos, personal hospitalario de laboratorio, de limpieza y enfermeras de hospitales privados, entre otros, tampoco eran candidatos para recibir la vacuna. «Muchas de estas enfermeras ganan menos que en los establecimientos públicos, y además tienen que viajar en transporte público. Qué frustración era para mí ver a los camilleros, a la gente de los laboratorios o rayos X que no se podían vacunar porque estaban marcados como reses por trabajar en un hospital privado», describe Moreno Sánchez.

La población tampoco ayudaba: desde que estalló la pandemia han sido frecuentes los ataques a enfermeras y médicos por ser, supuestamente, fuente de «contagio del virus».[23] Las agresiones han sido numerosas en México, y en otros países de Latinoamérica la tendencia se ha replicado: en Cali, reportaba en mayo de 2020 el periódico colombiano *El Tiempo*, un médico fue obligado por sus vecinos a abandonar su vivienda.[24] Un mes antes, un farmacéutico de la ciudad de Buenos Aires recibía la siguiente amenaza por parte de sus vecinos: «Andate del edificio porque nos vas a contagiar, hijo de puta».[25] Mientras, en Francia y ciertas ciudades de Italia, a las ocho de la noche en las primeras semanas de confinamiento, la gente prendía velas, aplaudía y silbaba en ventanas y balcones para rendir homenaje a los médicos que se jugaban la vida en los hospitales COVID-19.[26]

Moreno Sánchez recuerda esto, que califica como una agresión a los profesionales de la salud; baja la mirada con impotencia y enojo cuando recuerda: «un evento que hubo un sábado, cuando una persona con un megáfono gritaba "Si eres del sector privado, no te formes, no te vamos a vacunar". Ese fue uno de los momentos más frustrantes de mi vida. Llevábamos nueve meses atendiendo pacientes y dando lo mejor. Había gente formada desde hacía seis horas y ver que alguien decidía quién se vacunaba y quién no… Y ni hablemos de los médicos de farmacia. Te decían que la prioridad era vacunar a los de la primera línea en el combate contra COVID-19. Pero los de primera línea estaban más protegidos porque tenían un equipo de protección personal (EPP) supuestamente adecuado. Pero las estadísticas muestran que 57% de las consultas por COVID-19 se dan con un médico de primer contacto, que puede ser uno de práctica general que trabaja en una farmacia privada, que no tiene el equipo de protección correcto y que, encima de todo, no ha sido vacunado… Tampoco olvidemos a los odontólogos, a los que nunca se tuvo en cuenta. La historia de las vacunas en México fue "Yo se la doy a quien quiero, cuando quiero y como quiero"».

Las cifras son claras: en agosto de 2020 un artículo en *The Lancet*[27] afirmaba, con base en datos de Amnistía Internacional, que en México han muerto más trabajadores de la salud durante la pandemia que en cualquier otro país. Para Moreno Sánchez, entre las numerosas razones de estos lamentables decesos figuraba que el EPP llegó tarde: «Vimos el espectáculo de aviones cargados con EPP de China, cuando la pandemia llevaba tiempo en el país. Tampoco eran de buena calidad: las batas se rompían… Y no se entrenó al personal de salud para usar ese equipo». Por otro lado, indica, «si conviertes hospitales no COVID-19 en COVID-19, las personas que allí trabajan están entrenadas para tratar otro tipo de problemas, como partos, operar hernias, apendicitis, casos de gastroenteritis… Claramente no están preparadas para recibir un paciente grave, y menos con los horarios de trabajo que exige un hospital COVID-19… porque, además, como médico, traes un desgaste físico importante. Hubo gente que tuvo que ser suplida por enfermarse y entonces había gente que hacía guardias de 24-48 horas… Con el cansancio, pierdes tu EPP, te lo pones mal, etc.». Recuerda a un amigo suyo, médico también, que falleció por COVID-19: «trabajaba interminables horas en una guardia y supo el instante preciso en que se contagió, pues se dio cuenta de que traía el cubrebocas mal puesto. Vi fallecer a muchos compañeros, a algunos no los pude siquiera internar», cuenta.

JÓVENES SIN VACUNAS, ANCIANOS SIN REFUERZOS

En la mayoría de los países, las personas de entre 12 y 17 años están siendo vacunadas. En alguno, incluso desde los 5 años de edad. En México no. «Con la variante *delta* se han visto más pacientes asintomáticos, hay 10% más de ingresos a hospitales y más fallecidos en esos grupos de edad», indica el doctor Moreno Sánchez. Tampoco ayuda en nada que seamos «el país número uno en obesidad infantil». Se pregunta: «¿Por qué ahora con ese grupo de edad (12 a 17) para acceder a la vacuna solo se toman en cuenta las comorbilidades, cuando estas no se consideraron en la población general? Porque el exceso de mortalidad más alto que tenemos es entre personas de 45 y 60 años y en ese grupo de edad se tardaron en vacunar, hasta abril o mayo. Es ridículo vacunar solo a los menores mórbidos».

Se sabe que, para detener la pandemia, más de 80% de los habitantes del mundo debe ser inmunizado, pero «cómo le va a cada uno con la vacuna dependerá de varios factores», explica Moreno Sánchez. «Depende de la carga viral a la que hayas estado expuesto, de tu sistema inmunológico, de tu edad… El que es trasplantado, el que tiene una enfermedad crónica y que no tuvo una buena respuesta a la vacuna, ese se va a acabar enfermando y va a dispersar la enfermedad, con el riesgo de que surja una variante más agresiva. De ahí la importancia de vacunar con amplitud a la población para tratar de detener su dispersión, además de evitar fallecidos, claro».

Durante la tercera ola en México murieron muchos jóvenes, «personas económicamente activas, padres de familia que dejaron huérfanos. Gente joven que quizá tenía una comorbilidad, pero que por el retraso en la aplicación de vacunas no llegó a ser inmunizada», relata con pesar.

En la tercera ola hubo más contagios, aunque menos fallecimientos: 21% de todos los fallecimientos de la pandemia se dio en la tercera ola, que, en números, no deja de ser una cifra atroz: 65 368 personas, más que el «escenario muy catastrófico» que el subsecretario López-Gatell pronosticó al inicio de la pandemia como la cifra máxima posible de muertes de toda la pandemia, eso fue solo en la tercera ola. Muchos de los que mueren ahora son jóvenes y los que más se enferman también lo son: «Gente de 23, 24 años que no está vacunada. De hecho, en el ABC la gente con COVID-19 que estamos atendiendo no está vacunada porque no quiso y ahorita quiere que se la den a último momento, o está la gente que por la edad no llegó a ser inmunizada según el calendario del gobierno. Recordemos que la vacunación de 18 años en adelante se abrió en septiembre, cuando la variante *delta* llevaba ya meses aquí… El problema es que hemos ido siempre detrás del avance de la enfermedad».

Luego de 24 meses de pandemia, la gente «está más informada. Si se contagian, muchos tienen menos carga viral porque usaron cubrebocas. Y ya saben que tienen que ir al hospital, ignorar el mensaje inicial de "quédate en casa". Saben que, si llegan antes, tienen más chance de curarse».

Pero el lento ritmo de vacunación no solo no les ha dado oportunidad a muchos jóvenes que murieron antes de ser inoculados, sino que también a adultos mayores, profesionales de la salud y maestros, que fueron los primeros grupos en recibir la vacuna a principios de 2021, porque los refuerzos y las terceras dosis llegaron demasiado tarde: 10 meses o más después de haber recibido los esquemas iniciales, cuando desde tiempo atrás se sabía que requerían refuerzos, como máximo, después de seis meses. «La primera vacuna se puso el 24 de diciembre con bombos y platillos. Llegamos al año y aún no habíamos llegado a 60% de la población vacunada con esquemas completos y no se habían comenzado a aplicar terceras dosis ni refuerzos. Empezaremos a perder gente que se vacunó al principio de la campaña porque ya se demostró que la protección de las vacunas no va a durar para siempre. Con Sinovac hay que poner un refuerzo a los seis meses, al igual que con CanSino. En casi todos los países la aplicación de refuerzos inició antes de que concluyera 2021, pero no así en México».

Mientras, en México, el asunto pinta mal: «Con una vacunación tan lenta como la de aquí, cuando finalmente se llegue a tener a más de 70% de la población vacunada, los primeros 5% o 10% van a estar ya nuevamente en riesgo, o sea, que podrían infectarse y fallecer, cuando precisamente el virus sigue circulando. El otro efecto es que nunca vas a tener una población protegida en al menos 80%», explica el infectólogo del ABC.

A ese escenario poco promisorio se suma la desinformación que emana del gobierno: así, en su comunicación, «las autoridades apostaron a que el calor ayudaría para que el virus no se expandiera, lo cual obviamente no sucedió. En segundo lugar, apostaron a que la enfermedad no fuera más que una gripa que se podía tratar en camas que no eran de terapia intensiva y, tercero, apostaron a que las vacunas iban a salvar de forma inmediata a la gente sin tener que tomar ninguna otra acción», enumera Moreno Sánchez.

Por todas esas razones, «la gente ha buscado remedios alternativos: dióxido de cloro, ivermectina… Si sabes que no hay medicamentos, ni médicos ni camas, buscas opciones por fuera de la medicina tradicional, pues no ves una solución. Creo que estas opciones proliferan cuando el mensaje oficial es poco claro: si a tu paciente con cáncer no le explicas las cosas como son, va a buscar a un curandero que le dé pastillas de víbora de cascabel».

Mientras, la historia de Sergio refrenda cada palabra del doctor Moreno Sánchez: a su hermano le «aplicaron células madre por recomendación de un médico», al que ahora Sergio califica como «un charlatán».[28]

FUNCIONARIOS SIN DIGNIDAD

«A mí, este no se me muere». Corría diciembre de 2020 y el doctor Francisco Javier Espinosa Rosales, pediatra especialista en inmunología clínica y alergia en el Hospital Ángeles de

Las Lomas (Ciudad de México), luchaba por encontrar una cama para el padre de uno de sus pacientes».

«La primera prueba le había salido negativa, se confió y al octavo día ya saturaba muy bajo», cuenta Espinosa Rosales, director médico de la fundación Salvemos con ciencia.[29] «Aunque nos habían prohibido hacerlo, lo cité en Urgencias del Ángeles. Ya estaba mal por la baja oxigenación, tuvo una perforación intestinal y hubo que hacerle una colostomía. Afortunadamente conseguimos cama en el ABC. Estuvo intubado y ahora está bien», cuenta este médico formado en la Universidad La Salle, la Universidad Nacional Autónoma de México (UNAM) y el Instituto Nacional de Pediatría, quien se manifiesta «profundamente indignado. Espero que acaben en la cárcel». Se refiere a Jorge Alcocer Varela, secretario de Salud de México, y a Hugo López-Gatell, subsecretario en el mismo organismo y nombrado por el presidente, a principios de 2020, para dirigir los esfuerzos contra la pandemia de COVID-19. «Están bien preparados. Alcocer es un inmunólogo reconocido a nivel mundial. López-Gatell, al igual que su jefe directo, minimizó la pandemia desde el principio, en lugar de decir: "No, señor, hay que hacer A, B y C…". No son tontos: sabían y saben lo que hay que hacer. Estoy seguro de que al principio de la pandemia le dijeron a AMLO lo que había que hacer para contener el virus, pero no impusieron su punto de vista por lambiscones. Y porque tenemos un presidente muy ignorante y ellos no tuvieron la dignidad de renunciar».

«Peor todavía, en sus conferencias diarias, López-Gatell informaba que sí había camas y ventiladores, lo cual era falso:

todos los hospitales estaban saturados, privados y públicos, y no tenían forma de recibir más pacientes. Y tampoco había personal de enfermería disponible, ni EPP».

Mientras, el gremio médico se caracterizó por su silencio. Espinosa Rosales ha sido uno de los pocos que se han atrevido a criticar públicamente la estrategia criminal de las máximas autoridades sanitarias de nuestro país. «Faltó que la comunidad médica se organizara. Pero muchos tienen miedo de perder su empleo o temen represalias hacia la comunidad médica. Nunca tuvimos un líder que nos uniera y nos hiciera elevar la voz. Además, el médico suele estar concentrado en su paciente y no estamos politizados. Estamos muy desgastados por la pandemia, principalmente por la carga de trabajo y no poder hacer gran cosa frente al virus», explica con la mirada cansada, que no esconde enojo y tristeza.

Durante la segunda ola de contagios en México, el doctor Espinosa Rosales atendió a más de 300 pacientes por videollamada: «El 80% fueron casos leves y habré tenido unos 30 muy graves». Recuerda el caso de otro de sus pacientes, de 30 años y sin comorbilidades: «La prueba también le dio negativa, pero a la semana empieza con una inflamación severa y neumonía. Le dije que por videoconsulta no podía atenderlo: "Tienes que internarte", le dije. Le busqué lugar en Médica Sur, en Bité, en el ABC, sin resultado. Finalmente lo llevaron a Puebla, donde falleció al primer día que llegó. Dejó a dos niños pequeños».

Se esfuerza por seguir hablando.

Tal vez contar las historias que conoce de primera mano sirva de algo: «Tuve como paciente a un médico local en

Tlaxcala, amigo y vecino, con el que hice mi servicio social. Enfermó de COVID-19 y le puse dexametasona, otros medicamentos… Tenía diabetes e hipertensión, y oxigenaba, cuando mucho, 85%. Le dije: "No puedes quedarte en tu casa". Nunca consiguió hospital y murió cuando yo pensaba que estaba por librarla».

También piensa en toda la gente con recursos que acudió a él y que no consiguió cama ni oxígeno. «Todavía recuerdo las filas larguísimas para rellenar tanques, y al conocido que murió en su casa, cuidado por su hijo pediatra, porque se negó a ir a un hospital».

Al final, se dice que los mexicanos nunca hacemos caso. Pero, en la pandemia, la mayoría escuchó y confió en las autoridades, y así fue como se le grabó a fuego la instrucción de «quédate en casa hasta que te falte la respiración». Espinosa Rosales se refiere al cuadro que se conoce como hipoxia feliz o hipoxia silenciosa: «Puedes estar saturando muy bajo y sentirte bien, hablar, etc. Pero a las pocas horas terminas requiriendo intubación».

«Se veía venir esa catástrofe y no se buscó ninguna manera de controlar la segunda oleada. Estoy indignado», señala este profesional de la salud que sabe que no está exento de represalias, sobre todo porque «en las redes sociales estoy muele y muele [contra las autoridades sanitarias mexicanas]. Y a cada rato tengo miedo de que la Cofepris venga a clausurarme [el consultorio], porque no puse estupideces como el tapete "sanitizante" reglamentario que no confiere ninguna protección contra COVID-19 o calcomanías para marcar el camino de ida y vuelta».

Su indignación no se circunscribe al tratamiento —o falta de— que López-Gatell le dio a la pandemia: «Tampoco hay medicamentos para la hipertensión, para los enfermos que necesitan diálisis, ni remedios oncológicos. Murió mucha gente por COVID-19, pero también por cáncer, infartos… No lo dicen ni lo van a decir, pero López-Gatell apostó a que la gente se infectara. Nunca le pidieron una prueba COVID-19 a un solo viajero, y no les costaba nada exigirlas, pues eso lo paga el turista que llega al país. Tampoco cerraron las fronteras y mucha gente de India ingresó al país contagiada con la variante *delta* antes de que aquí se propagara. Además, destruyeron los servicios de salud, que no eran una maravilla, pero sí funcionaban. Hicieron trizas el Seguro Popular, que era una herramienta fabulosa para atender a la mitad de la población, que no tiene IMSS». Pero a los «adoradores del régimen» no les hacen mella. «Parecen miembros de una secta religiosa, incluso los que están muy preparados».

ESTADO DE GUERRA

Miembro de Salvemos con ciencia, el doctor Enrique Martín del Campo Mena es cirujano oncológico y reside en Xalapa, Veracruz, donde se desempeña en un centro estatal de cancerología. «La segunda ola fue la peor de todas, un momento de crisis muy grande, tanto en el número de muertos como en el de infectados», cuenta.

Desde el inicio sabía «que era una enfermedad nueva y que pronto iba a llegar a mi ciudad, mi familia y amigos». Así y todo, se arremangó y empezó a atender gente infectada por videollamada —«algo que no había hecho nunca»—, porque sabía que «mi obligación era ayudar. Mis primeros pacientes fueron mis vecinos, dos adultos mayores de 70, a los que atendí en abril de 2020. Tuve alguno que otro paciente presencial, al que atendí con equipo de protección personal, con mucho miedo, y por entonces había muchos retrasos con los diagnósticos por PCR».

Como oncólogo, siempre entendió la importancia de la atención temprana, «pero veíamos que las instituciones de salud mandaban a todos a su casa, solamente con una caja de paracetamol, cuando la neumonía silenciosa es uno de los síntomas principales de COVID-19».

Para mayo de 2020, relata, ya había estudiado todo lo que entonces estaba disponible sobre la fisiopatología de la enfermedad. «En muchos casos veía dos etapas: la viral y la inflamatoria, y la enfermedad trombótica que el SARS-CoV-2 causa en los pulmones». Recetaba «un poco a ciegas, porque por entonces faltaba evidencia científica». En México casi no hay ciencia básica y se depende del conocimiento que viene de afuera. «Recuerdo que al principio no sabíamos ni cómo arrancar». En nuestro país, la libertad prescriptiva[30] «puede ser una bendición o una maldición si recetas mal: si el paciente tiene fiebre, taquicardia y yo clínicamente digo que necesita un antibiótico, puedo recetarlo sin problema, solo con mi cédula profesional y en cualquier farmacia se lo venden. Unos recetan nebulizaciones a todos; otros, dexametasona, que es una droga que complica mucho las cosas si se cometen errores y se prescribe demasiado pronto; he visto gente con un COVID-19 leve a la que le iba a ir bien solo con ibuprofeno, pero les inyectaron cortisona y se infectaron gravemente de otras cosas. El tratamiento no puede ser igual para todos; a un asintomático no le vas a dar toda la batería de medicamentos. Todos estábamos asustados. Había mucha ignorancia, aún hoy hay gente que sigue recetando azitromicina [antibiótico con supuestas propiedades antiinflamatorias y antivirales], porque en febrero de 2020 alguien dijo que servía como tratamiento, pero no hay evidencia que lo sustente,[31] ni un liderazgo que ordene "el protocolo a seguir es 1, 2, 3, 4... y es para todos».

Ante este desamparo que experimentaban los médicos mexicanos al inicio de la pandemia, muchos, como el doctor Martín del Campo, resolvieron monitorear constantemente la enfermedad en todos los pacientes, tratando los síntomas, la inflamación, vigilando la formación de coágulos y haciendo maniobras para mantener en niveles adecuados la concentración de oxígeno.

«La medicina es una en Suecia y otra muy distinta en México, donde el tratamiento para COVID-19 —o cualquier otra enfermedad— debe estar al alcance de todos», indica Martín del Campo. «Afortunadamente, de los que la libraron, la mayoría se curó solo con medicamentos OTC (*over the counter*, es decir, de venta libre)», admite.

Pero la «Guía de tratamiento contra el COVID-19» en el estado de Veracruz, publicada en 2021, prescribe, además de OTC y anticoagulantes, dexametasona y tocilizumab, medicamentos con anticuerpos monoclonales que tienen un precio privativo para la mayoría de los pacientes. También se recomienda el remdesivir, un antiviral cuyo costo —más de 3 000 dólares estadounidenses[32] por paciente— lo hace también imposible de recetar. Después, la Cofepris prohibió la venta de muchos de estos medicamentos sin receta. «Estoy seguro de que mucha gente se quedó con cajas de anticoagulantes y corticoesteroides por hacer compras de pánico».

«NADIE QUIERE IR AL HOSPITAL»

«Lo difícil para mí era el estado mental; si a nivel remoto es muy estresante atender COVID-19, lo que vivieron mis compañeros en los hospitales es admirable. Se acostumbraron a la tragedia, aunque hoy veo en muchos de ellos desgano, falta de empatía… Al final te vas acostumbrando al dolor». Martín del Campo también cuenta que en Xalapa hubo un brote de COVID-19 en julio de 2021: «Muchos colegas se contagiaron y estuvieron ingresados en el hospital COVID-19 de la ciudad. Inmediatamente firmaban su alta voluntaria porque preferían jugársela en su casa. Y hablo de médicos que estudiaron y se formaron en ese hospital. El estrés de estar internado en un área COVID-19 es indescriptible. Nadie quiere ir al hospital a morir de COVID-19. En Xalapa, los hospitales privados pequeños no atendieron esta enfermedad, por el alto costo de su tratamiento, el bajo número de camas en terapia intensiva con que cuentan y la mala fama que se le endilga a estos nosocomios cuando informan que atienden casos de COVID-19.

Así que esa atención recayó en el Instituto de Seguridad y Servicios Sociales para los Trabajadores del Estado (ISSSTE) y el IMSS. Y el sistema público se vio desbordado».

Otro punto que hizo que muchos colegas se contagiaran es que los EPP llegaron a Xalapa mucho después que los primeros casos de COVID-19. «Y aunque te lo enseñen bien y lo repitas muchas veces, siempre vas a cometer errores al usar el cubrebocas, las gafas, etc., cuando ves a tantos pacientes. El cansancio también juega su parte. Por otro lado, no ayudó nada que México vendiera su EPP a China a inicios de la pandemia y nos quedáramos sin equipo de protección», cuenta Martín del Campo.[33]

Y luego, un tema no menor, el de las vacunas: «Me ofrecieron vacunación prioritaria, por ser médico en un hospital público, pero, aunque esté inmunizado, no puedo hacer nada si la enfermera o el camillero que trabajan conmigo no están vacunados. Hay una disparidad en el acceso a las vacunas y entiendo perfecto a los compañeros de hospitales privados que exigían ser vacunados. A esto se suma que somos una actividad esencial, no podemos cerrar nunca».

También está «esa mezcla de romanticismo entre seguir la vocación y pensar que no nos va a pasar nada. Muchos médicos no aceptamos nuestra humanidad y lo que empeora las cosas es que la cultura de lo saludable no es común en nuestro gremio; conozco neumólogos que fuman, son sedentarios, diabéticos u obesos. Y los sindicatos fueron los que levantaron la voz para que el personal de salud con comorbilidades quedara exento de atender COVID-19. Finalmente, para atender a la gente solo quedamos los sanos», murmura este médico egresado de la Universidad La Salle y que ya se contagió dos veces de COVID-19. «La última vez fue hace 30 días; cuando vi el resultado de la prueba, fue un cubetazo de agua fría. Hay que aceptar que no hay inmunidad que dure y que va a haber variantes perennes, *ad infinitum*, como ahora lo es la variante *delta*. Ya te dio y te va a volver a dar. Las pandemias se terminan, eventualmente… Mientras tanto, esto parece la alberca del CICI: ola tras ola… Pero la educación de la población es fundamental para contener al virus: en Japón son 126 millones y se les han muerto menos de 20 000 personas…».

Padre de familia, a Martín del Campo atender más de 500 pacientes —durante un año— de forma virtual —y gratis, por medio de Salvemos con ciencia— le pasó factura: «Al principio no quieres saber nada, luego entiendes que hay que ayudar. Tus conocidos empiezan a buscarte para que los atiendas y, claro, nadie quiere que se le muera un paciente… Así fue como empecé a tratar a pacientes a distancia. El miedo al contagio y las facilidades tecnológicas lo permitieron. Claro que mucho del personal de la salud se hizo a un lado, dijo "permiso" y renunció. Y no los culpo, ¿eh?».

«La segunda ola fue muy impactante: a finales de diciembre de 2020 íbamos hacia el pico. Recuerdo que Francisco Espinosa y yo, ambos estábamos sobrepasados en consultas, con gente que nos llamaba constantemente pidiendo atención y camas en hospitales para sus seres queridos. El estado mental en el que estábamos todos era de guerra, sumamente angustiante. Mil veces en mitad de la noche me pregunté: "¿Cómo estará el paciente que tenía 85 de oxigenación?"».

Y confiesa seguir «en estado de *shock* postraumático». Recientemente falleció la abuela de sus nietos. «Fue poco lo que pude hacer, aunque ella tenía dosis de AstraZeneca».

También le tocó atestiguar la muerte de pacientes por teléfono: «El paciente estaba en su casa, se infartaba y no quedaba otra que intentar calmar a sus familiares, comunicarles que su padre o su madre acababa de morir». Y relata historias de pacientes que no encontraban oxígeno: «Se tardaban 24 horas o más en encontrar dónde recargar, tampoco había cilindros suficientes y hubo estafas: gente que les rentaba un concentrador y luego no les devolvía el depósito». Afortunadamente, otros casos tuvieron un final feliz: muchos de sus amigos le pidieron ayuda, el doctor Martín del Campo los atendió a la distancia y se recuperaron. «Aunque no haya ningún diploma o reconocimiento, todo eso me da satisfacción».

LAS ESTAMPAS NO FUNCIONAN: EL PRESIDENTE SE CONTAGIA

El 24 de enero de 2021 el presidente de México, Andrés Manuel López Obrador, anunció que había contraído COVID-19. Unos días antes, relataron los medios mexicanos, había asistido a un acto en San Luis Potosí sin cubrebocas, como ha sido —salvo contadas excepciones— su costumbre desde que empezó la pandemia, ya que ha asegurado que sus «escudos protectores» —estampas de santos— lo protegen. No ayuda tampoco que, en sus giras durante la pandemia, considere apropiado abrazar y besar a los que asisten a sus actos.

¡Estamos en pandemia, señor presidente! El virus se transmite por vía aérea, lo respiramos a través de los aerosoles que las personas emanamos cuando hablamos, cantamos, gritamos o, simplemente, respiramos,[34] no utilizar cubrebocas nos pone a todos —con fuerza moral o sin ella— en alto riesgo de contagio.

En fin... Durante los 15 días que el presidente permaneció aislado, inusualmente alejado de los micrófonos y reflectores mañaneros, mientras convalecía, las especulaciones abundaban en cuanto a cuál sería su actitud tras la experiencia de haber padecido la enfermedad en carne propia. Por un lado, flotaba la esperanza de que hubiera tenido una suerte de epifanía similar a la que —por lo menos inicialmente— parecía haber experimentado el primer ministro del Reino Unido, Boris Johnson, tras haberse recuperado de su experiencia poco agradable con COVID-19. Por el otro, los menos optimistas, aseguraban que su reacción sería tan ruin y ordinaria como la de Jair Bolsonaro, presidente de Brasil, o la de Donald Trump, expresidente de Estados Unidos, tras sus respectivas recuperaciones.

Corrían las apuestas... ganaron los segundos.

Para el 8 de febrero, López Obrador había no solo retomado, sino incluso redoblado su discurso anticientífico y provocador de antes. Frente a los medios de comunicación aseguró que no utilizaría cubrebocas, ahora con menos razón que antes, puesto que «ya no contagiaba ni podía contagiarse». Nunca supimos si tras su convalecencia se sometió a pruebas COVID-19 adicionales o no; pero ahí, hablando frente a reporteros con la

LAS VIDAS QUE NO CONTARON

nariz y la boca descubiertas, daba la impresión de que la posibilidad de contagiarlos le resultaba tan intrascendente como haber puesto a otros en riesgo en San Luis Potosí semanas antes.

Al igual que Bolsonaro y Trump, López Obrador tampoco
entendió jamás las funestas consecuencias de haber politizado
irresponsablemente el uso de una herramienta tan simple de
utilizar, económica y efectiva para proteger contra la transmisión de este virus que ha puesto de cabeza a la humanidad y cobrado millones de vidas durante los últimos dos años. Ponerse
un cubrebocas en eventos públicos hubiera sido un ejemplo
para que muchas personas más lo hicieran también. Seguramente se habrían evitado contagios y muertes. Además, con
ese gesto de cortesía y de responsabilidad, habría mostrado
respeto en lugar de desdén por las personas que asisten a sus
actos y por las más de 667 240 familias mexicanas enlutadas
por esta pandemia.[35] Quizá nunca sabremos por qué se afe-
rró a sus constantes y caprichosos ataques contra el uso del
cubrebocas, a pesar de la evidencia científica y de haber puesto vidas en riesgo.

¿Ignorancia, dolo, necedad o falta absoluta de conciencia?

Por la razón que sea, no terminó ahí: después de informar
a la población que no pensaba ponerse este pedazo de tela
con resortes para defenderse y cuidar a otros del virus SARS-
CoV-2, anunció que el uso de cubrebocas no sería obligatorio en
México, donde «no hay autoritarismo, está prohibido prohibir; todo es voluntario, lo más importante es la libertad y cada
uno debe asumir su responsabilidad. En México no ha habido
con la pandemia toque de queda como en otras partes ni se

ha obligado a nada, es una decisión de cada persona», dijo, replicando la falsa y absurda dicotomía que su administración defendió desde que estalló la crisis sanitaria: o se contiene el virus o se respetan las libertades individuales; cuando, en realidad, se puede hacer una buena estrategia de contención del virus sin coartar los derechos de la gente.

El colmo llegó cuando admitió no haberse vacunado: «No abusé, pude haberme vacunado, hay jefes de Estado que se han vacunado, han sido de los primeros, nada más que eso no lo dice la prensa conservadora; al contrario, hasta les aplauden. ¿Y cómo es que se vacunan? Con el pretexto de que así ellos dan el ejemplo para que la gente tenga confianza y no le tema a la vacuna, de eso no habla la prensa conservadora», indicó en un nuevo ejercicio de demagogia y estulticia.[36]

Señor presidente, sería refrescante que al menos una vez dejara a un lado el discurso propagandístico, su salud es un asunto de seguridad nacional. Se le necesita sano para ejercer sus funciones. Usted tiene 68 años, es hipertenso y tuvo un infarto hace unos años; como adulto mayor con comorbilidades, debe vacunarse, como lo indican los especialistas y el sentido común. Ni en eso pudo dar el ejemplo para ayudar al esfuerzo de control de la pandemia.

HUGO, NO ACLARES QUE OSCURECES

Unos días después de la sarta de declaraciones desatinadas tras la convalecencia de López Obrador, el 20 de febrero de

2021, el subsecretario de Salud, Hugo López-Gatell, anunciaba que tenía COVID-19.

Unos días antes, informaba el periódico *El País*, la autoridad encargada de controlar la pandemia había asistido al Palacio Nacional para su informe diario sobre la pandemia. Usó una «mascarilla verde, que después, como es su costumbre, se quitó para seguir el programa».[37] Nunca sabremos cuántos contagios habrá significado ese descuido.

Pero el vocero de la pandemia tuvo otro descuido, que esta vez lo puso en el centro de la tormenta. Apenas 20 días después de anunciar que tenía COVID-19, y a solo unas horas de informar públicamente que, tras 19 días de haber dado positivo, una nueva prueba seguía afirmando que aún era «contagioso», López-Gatell fue fotografiado paseando por el Parque México, en Ciudad de México, con una acompañante y sin cubrebocas.

Claro que su cinismo y soberbia le impidieron admitir errores y pedir disculpas. Nuevamente, y como es su costumbre desde que estalló la pandemia, el funcionario se enredó en una maraña de explicaciones que, en lugar de apaciguar los ánimos, irritaron a miles de mexicanos. «No hay ninguna contraindicación médica o epidemiológica de salir a caminar. Mi capacidad contagiante es mínima. Por supuesto, no voy a estar en una oficina cerrada o interactuando con otras personas», dijo al intentar defenderse esa misma noche, en entrevista con el periodista Joaquín López Dóriga.[38]

Había mentido flagrantemente, pues esa misma mañana había anunciado que no podría asistir a la conferencia porque aún salía positivo en las pruebas... Pero no lo suficiente como para no salir a caminar por la Condesa.

UN TRISTE BALANCE

Las afecciones tras el paso de la segunda ola en nuestro país fueron profundas. Como mencioné anteriormente, 43.8% de los fallecidos por COVID-19 —más de 135 000— ocurrieron durante ese periodo, de finales de 2020 a principios de 2021. Pero sus efectos se hicieron sentir no sólo por las vidas perdidas, sino también por el desgaste y la desesperanza del personal de salud, por la incertidumbre y la angustia acumuladas en la población, y por la pérdida de confianza y credibilidad en las autoridades encargadas del manejo de la pandemia. Sin una comunicación efectiva hacia la población ni estrategias epidemiológicas adecuadas para detener la propagación del virus, se dejó a la población infectarse de forma masiva, los hospitales se saturaron, el oxígeno escaseó y, en consecuencia, más de 100 000 personas perdieron la vida. Esto sin que las autoridades hubieran jamás reconocido siquiera haber cometido un solo error.

El sector que más pacientes con COVID-19 ha atendido durante la pandemia ha sido el IMSS, seguido por la Secretaría de Salud (SSA) y en tercer lugar el ISSSTE. En sus clínicas y hospitales han muerto 88.7, 81 y 87% de los pacientes que han sido intubados, así como 49.5, 41.2 y 43%, respectivamente, de todos los que han sido hospitalizados por

COVID-19. El sector privado ha salido al quite como el cuarto sector a nivel nacional con el mayor número de pacientes atendidos por COVID-19, más que la Secretaría de la Defensa Nacional (Sedena), la Secretaría de Marina (Semar) o Petróleos Mexicanos (Pemex); pero, a diferencia de las instituciones públicas, los índices de mortalidad en el sector privado han sido significativamente más bajos, habiendo muerto 61.6% de los pacientes intubados, en comparación con el promedio de 85.6% en los sectores públicos mencionados, y 22.5% de todos los hospitalizados, en contraste con el promedio de los públicos, de 44.6 por ciento.

Estas cifras vuelven doblemente injuriante la negativa del gobierno a vacunar al personal de centros de salud privados cuando han sido la cuarta instancia que más casos atendió en el esfuerzo conjunto de las instituciones hospitalarias para atender a pacientes con COVID-19. También parece un castigo injusto del gobierno a los médicos y demás personal en el sector privado, que, frente al penoso desempeño de las instituciones públicas, lograron sacar adelante a una proporción mucho mayor de pacientes hospitalizados y críticos. Haberse negado a inmunizarlos, junto a camilleros, enfermeros, técnicos de laboratorio, etc., es una canallada a la que me referiré con detalle más adelante.

En relación con las causas de la excesiva mortalidad en los nosocomios públicos, hay que mencionar, además de la falta de insumos y de capacitación del personal asignado a unidades de cuidado intensivo, que el mensaje difundido por la Secretaría de Salud fue funestamente efectivo: el «no vengas hasta que te falte la respiración» hizo que estas personas, cuando por fin llegaban al hospital público, lo hicieran en condiciones tan calamitosas que ya poco o nada se podía hacer por ellas, máxime si se considera que 70% de la gente que murió por COVID-19 en hospitales públicos nunca fue intubada, entre otras razones, porque hacerlo, con los pulmones ya destrozados por tromboembolismos, no tiene caso.

El mensaje gubernamental fue efectivo, repito, porque hizo que nadie quisiera ir al hospital a morir. Y muchos de los que consideraban necesario ir al hospital eran despachados rápidamente con un absurdo kit experimental contra COVID-19, que en Ciudad de México constaba de aspirina, ivermectina —antiparasitario altamente desaconsejado por la OMS y otros organismos para tratar COVID-19—,[39] paracetamol y azitromicina —un antibiótico que no tiene efectividad alguna frente al SARS-CoV-2 y que solo se usa si al paciente se le agrega una neumonía bacteriana—. Fue así como se cumplió el objetivo de López-Gatell: crear el espejismo de tener camas disponibles. Se pagó a un costo demasiado alto.

A lo efectivo del mensaje de la Secretaría de Salud se sumó la manipulación del semáforo epidemiológico en Ciudad de México al inicio de la segunda ola que, en lugar de pasar a rojo, incumpliendo los criterios que la misma secretaría había fijado, se quedó en naranja para mantener abiertas las compras prenavideñas de finales de 2020. Esta medida, que implicaba disminuir la movilidad de la población y cerrar muchos comercios y actividades hasta que disminuyeran los contagios, habría mitigado el aluvión de muertes que se registró poco después en Ciudad de México.

Hubo familias enteras cuyos miembros contagiados iban muriendo, uno a uno, porque en los hospitales que los atendían no les facilitaban pruebas COVID-19 ni se realizaba un rastreo de contactos, ni siquiera dentro del escueto círculo familiar.

Con respecto a las pruebas de detección, que si en nuestro país se hubieran hecho masivamente podrían haber salvado miles de vidas, cabe aclarar que los quioscos del Gobierno de Ciudad de México ofrecen pruebas de antígenos gratuitas, sí, pero cada quiosco, instalado en alguna alcaldía de la ciudad, solo da unos 150 o 200 turnos por día, que usualmente se agotan a media mañana. Además, solo atienden de lunes a viernes, y cierran los fines de semana y días festivos.

Quien acuda a un hospital público y tenga la loca idea de solicitar una prueba para COVID-19 será indefectiblemente rechazado y encaminado a la zona de triage respiratorio si desea una «valoración médica». En la mayoría de los casos —nueve de cada 10, en palabras del mismo López-Gatell—, la valoración no incluye una prueba, aun si se presentan síntomas de importancia. Quien desee prueba deberá pagar a un laboratorio privado o formarse muy temprano en los quioscos de Ciudad de México, si se siente lo suficientemente bien como para mantenerse parado una o dos horas. Hablamos de México, la nación más rica de Latinoamérica, pero está claro que la instrucción del presidente López Obrador siempre fue no gastar en salvar vidas.

2. LA CARRERA ENTRE VARIANTES Y VACUNAS: EL SEGUNDO CAPÍTULO DE LA PANDEMIA

Una nueva etapa de la pandemia comenzó cuando se identificaron, por primera vez, variantes del virus SARS-CoV-2 capaces de transmitirse con mayor facilidad y velocidad entre personas y de tomar el lugar de las formas «ancestrales» (originales) del virus que se introdujeron y propagaron en cada región del mundo al inicio de la pandemia tras la salida del virus de China. En contrapartida, esta etapa ha estado definida también, de forma positiva, por una de las contribuciones científicas más destacadas de todos los tiempos, hecha realidad algunos meses después de que las variantes del virus comenzaran a dispersarse por el mundo: el desarrollo de las primeras vacunas seguras y efectivas contra COVID-19. Con su aprobación para uso de emergencia, iniciaron las campañas de vacunación masiva alrededor del mundo y así comenzó la carrera entre variantes y vacunas que definió el avance a partir del segundo año de la pandemia.

Este nuevo capítulo lo han escrito en conjunto las acciones que mantienen o rompen el frágil balance entre el ritmo de surgimiento y propagación de variantes nuevas del virus y la velocidad de avance en la cobertura mundial de vacunación contra COVID-19. Si permitimos que ese balance se rompa, dejando que surjan y se dispersen por el mundo variantes más problemáticas del virus antes de haber logrado un avance sustancial y de calidad en la cobertura de vacunación, en lugar de presenciar el fin de la pandemia, habremos abierto la puerta para que se inicie la escritura de un capítulo adicional.

Las semillas del segundo capítulo de la pandemia se sembraron, posiblemente, en mayo de 2020, cuando se describieron las primeras variantes genéticas del virus.[40] Eso ocurrió siete meses antes de que se administrara la primera dosis de vacuna contra COVID-19 en la población abierta a Margaret Keenan, una mujer de 91 años, el 8 de diciembre de 2020 en Reino Unido.[41] Sin embargo, no fue sino hasta agosto de ese mismo año, cuando comenzaron a encenderse las alarmas internacionales por una variante en particular, identificada por primera vez en Sudáfrica: la B.1.351, que recibió el nombre de *beta*, y la designación como «variante de preocupación» (VOC, por sus siglas en inglés: *variant of concern*) por parte de la OMS el 18 de diciembre de 2020 (véase el cuadro 1).[42] Mientras que, a finales de agosto de 2020, eran todavía las formas ancestrales del virus las que predominaban alrededor del mundo, generando preocupación por los análisis de las mutaciones presentes en la variante *beta*, puesto que permitían anticipar que podría tener una mayor transmisibilidad y capacidad para evadir a la inmunidad contra COVID-19.[43, 44] En Sudáfrica se reportaba que 3.9% de las infecciones por el virus SARS-CoV-2 eran causadas por la variante *beta*.[45]

Cuadro 1. *Nomenclatura de variantes de preocupación (VOCs)*					
Nomenclatura designada por la OMS	*Nomenclatura de clado de* GISAID[46]	*Nomenclatura de clado de* Nextstrain[47]	*Nomenclatura de linaje* Pango[48]	*País en donde se identificó por primera vez*	*Fecha de primera identificación*
alfa	GRY (antes GR/501Y. V1)	20I (V1)	B.1.1.7	Reino Unido	Septiembre 2020
beta	GH/501Y. V2	20H (V2)	B.1.351	Sudáfrica	Mayo 2020
gama	GR/501Y. V3	20J (V3)	P.1	Brasil	Noviembre 2020
delta	GK	21A, 21I, 21J	B.1.617.2	India	Octubre 2020
ómicron	GRA	21K, 21L, 21M	B.1.1.529	Sudáfrica y Botsuana	Noviembre 2021

Adaptado de: Konings, F., Perkins, M. D., Kuhn, J. H., *et al.* (2021). «SARS-CoV-2 Variants of Interest and Concern naming scheme conducive for global discourse», *Nat Microbiol 6*, 821-823. Recuperado de https://doi.org/10.1038/s41564-021-00932-w y https://www.who.int/en/activities/tracking-SARS-CoV-2-variants/.

A la descripción de la variante *beta*, en muy poco tiempo, siguió la de una multitud de variantes nuevas, algunas alarmantes y otras no, pero a partir de ese momento se marcó un antes y un después en términos de la vertiginosa evolución del virus. En septiembre de 2020 se describió la segunda variante que, casi de inmediato, comenzó a hacer sonar las alertas en la comunidad científica internacional: la variante *alfa* (B.1.1.7), identificada por primera vez en Reino Unido y que, junto con *beta*, pasaría a ser la segunda clasificada como VOC por la OMS, ambas en la misma fecha, el 18 de diciembre de 2020. En los meses de octubre y noviembre de 2020 se describirían otras dos variantes de preocupación, *delta* (B.1.617.2) y *gama* (P.1), identificadas por primera vez en India y en Brasil, respectivamente, aunque no fue sino hasta el 11 de enero de

2021 cuando *gama* pasó a ser clasificada como VOC por la OMS y el 11 de mayo de ese año cuando *delta* recibió la misma designación.

Para finales de noviembre de 2020 cerca de 64% de las infecciones reportadas por el virus SARS-CoV-2 en Sudáfrica eran causadas por la variante *beta*, habiendo desplazado en más de la mitad de los casos al virus ancestral menos transmisible. En Reino Unido, *alfa* representaba cerca de 8% del virus circulante y esa variante ya se propagaba en varios países europeos, como Francia, España y Portugal. En India, 5% de los casos de COVID-19 eran causados por la variante *delta*, y en Brasil, *gama* había alcanzado una prevalencia de 1%.[49] Recordemos que, hasta entonces, no había comenzado aún la vacunación contra COVID-19 en la población abierta en ninguna parte del mundo. Enfatizo este punto puesto que ha sido difundido por algunos grupos de antivacunas, diciendo que las vacunas son responsables del surgimiento de variantes del virus; pero esto es falso. Las variantes comenzaron a circular desde antes de que se hubieran aplicado vacunas.

Junto con las cuatro variantes de preocupación descritas hasta noviembre de 2020, vino la rápida identificación de muchas más, cada una con diferentes perfiles de mutaciones y comportamientos, pero al no demostrar alguna de ellas la capacidad para proliferar de forma predominante en la población y de competir exitosamente con las VOC que ya se habían establecido, varias de ellas fueron clasificadas por la OMS en dos categorías de menor riesgo potencial como «variantes de interés» (VOI, por sus siglas en inglés: *variants of interest*) o, incluso con menor riesgo todavía, como variantes bajo vigilancia (VUM, por sus siglas en inglés: *variants under monitoring*). De ellas, cabe destacar a la variante *épsilon*, clasificada entonces como VOI, que fue la primera en proliferar de forma importante en México y en Estados Unidos, alcanzando prevalencias de 11 y 6.7%, respectivamente, para finales de diciembre de 2020 en cada uno de los dos países. Sin embargo, poco después, la variante *épsilon* fue desplazada por *alfa* y por otras variantes más transmisibles, tanto en México como en Estados Unidos, y para la segunda parte de 2021 había sido eliminada de la lista de variantes de interés de la OMS.

Durante un año completo, solo cuatro variantes permanecieron clasificadas como VOC, hasta que el 24 de noviembre de 2021 se describió por primera vez en Sudáfrica y Botsuana la variante B.1.1.529, que dos días después recibió el nombre de *ómicron* y fue designada por la OMS como la quinta VOC, junto con *alfa*, *beta*, *gama* y *delta*. La capacidad de transmisión de la variante *ómicron* es tan alta que, en menos de tres semanas, antes de concluir la primera quincena de diciembre de 2021, en Sudáfrica se reportaba que 100% de las infecciones por el virus SARS-CoV-2 era causado por esta variante y ya se le había identificado en 67 países de los cinco continentes, con 25 países reportando la transmisión local y los otros 42 aún tenían solo casos de *ómicron* importados por viajeros. A mediados de febrero de 2022, de acuerdo con información del sitio de vigilancia genómica del virus SARS-CoV-2 de Nextrain,[50] la variante *ómicron* representaba 94% del virus circulante en el mundo, con 77% representado por el clado 21K de la variante *ómicron*, también conocido como la subvariante BA.1, y 17% por el clado 21L o subvariante BA.2 que, por su mayor transmisibilidad, comenzaba a ganar terreno y a desplazar a BA.1 en varias partes del mundo, principalmente en Dinamarca, Reino Unido, Suecia, Alemania, India, España, Francia, Sudáfrica, Filipinas, Singapur y Noruega.[51]

Al iniciar el segundo capítulo de la pandemia —que coincidió cronológicamente con su segundo año de duración—, se volvió evidente que el surgimiento de nuevas variantes del virus SARS-CoV-2 vendría a alargar y complicar la crisis global de la pandemia. Muchos esperábamos no solo que la vacunación avanzara con suficiente eficiencia y rapidez en todo el mundo, sino también que las estrategias de contención epidemiológica mejoraran de forma importante, en especial en países como México, que fracasaron tan rotundamente en el control de la pandemia durante el primer año. La esperanza ha sido que la suma de estas dos acciones —vacunación y contención epidemiológica— permitiera controlar lo suficiente la propagación del virus alrededor del mundo; primero, para disminuir la enfermedad, el sufrimiento y la muerte, pero de forma muy importante también para detener o por lo menos reducir el rápido ritmo de surgimiento de nuevas variantes.

Por desgracia, ninguna de las dos acciones ocurrió. La vacunación en el mundo se ha caracterizado por una grotesca desigualdad en la disponibilidad y distribución de vacunas hacia los países más desprotegidos económicamente —en especial países de África—, así como por la lentitud para alcanzar una cobertura de inmunización suficiente que tuviera un impacto efectivo sobre la transmisión del virus. Encima de todo, casi ninguno de los países que fracasaron en el manejo de la pandemia durante el primer año rectificó lo suficiente sus estrategias de contención epidemiológica para lograr una disminución sostenida de los contagios. Por el contrario, con la excusa de que ya se estaba vacunando a la población, muchos países que habían implementado medidas de contención y mitigación relativamente aceptables durante la primera parte de la pandemia las eliminaron casi por completo en la segunda, lo que produjo un repunte en los contagios, que, en algunos casos, no volvieron a disminuir hasta febrero de 2022.

El ejemplo más claro de lo anterior es, sin duda, el de Reino Unido. El 19 de julio de 2021, con 53% de su población vacunada con esquemas dobles y solo 15% adicional con una sola dosis, las autoridades levantaron las medidas de prevención obligatorias contra COVID-19 a pesar de encontrarse en el ascenso de su segundo repunte de contagios más grave de toda la pandemia.[52] Una parte de la población estalló en júbilo, acudiendo a fiestas masivas en las calles, restaurantes, bares y antros alrededor del país.[53] Desde entonces, y hasta mediados de febrero, en Reino Unido jamás volvieron a disminuir sustancialmente los contagios como lo hicieron —aplicando medidas de contención y mitigación— después de su primera ola en la primavera de 2020, cuando descendieron a menos de 350 casos confirmados al día (aproximadamente seis por cada millón de habitantes [/M hab]) o después de su segunda ola a principios de 2021, tras la cual bajaron sus contagios a un promedio de alrededor de 1 500 diarios ($\approx$22/M hab).

Desde que se suspendieron las medidas de prevención obligatorias contra COVID-19, los contagios en Reino Unido se mantuvieron en un punto alto durante un poco más de cuatro meses, mostrando solo ligeras fluctuaciones, pero permaneciendo siempre en el rango de aproximadamente 26 000 a 50 000 casos en promedio al día (≈380 a 730/M hab), hasta que entraron en su ola *ómicron* y los contagios se dispararon como nunca antes, igual que en casi todo el mundo, hasta cerca de 200 000 diarios. Al cierre de este libro, permanecían aún un punto por encima de cualquiera de sus olas previas, reportando más de 65 000 casos al día. Si bien es cierto que desde que, a mediados de julio de 2021, Reino Unido rebasó una cobertura de vacunación de 51% de su población total inmunizada con esquemas dobles, las defunciones diarias se mantuvieron en niveles bajos —en promedio de 43 a 270 al día (≈0.63 a 3.94/M hab)— en comparación con sus dos picos de contagios previos —en promedio 940 (≈13/M hab) y 1 250 (≈18/M hab) diarias, respectivamente—, para terminar con la pandemia no es suficiente solo la disminución de las defunciones. Al permitir que el virus se siga transmitiendo, disparándose los contagios, se corre el riesgo de que surjan cada vez más variantes del virus que podrían no solo ser más transmisibles que *ómicron* BA.2, sino también más virulentas o capaces de evadir la inmunidad tanto natural como la que confieren las vacunas disponibles. Detener la transmisión del virus, incluso cuando hay poca pérdida de vidas, debe seguir siendo la meta central en el control de la pandemia.

El razonamiento equivocado detrás del levantamiento prematuro de medidas preventivas ha consistido en creer que, con una proporción relativamente amplia de la población vacunada, es posible mantener niveles muy bajos de defunciones por COVID-19 aun cuando los contagios se disparen y permanezcan altos, y que eso es sinónimo de controlar la pandemia. No solo en Reino Unido, sino también en otras partes del mundo, se adoptaron cambios en las estrategias de salud pública que asumían como cierta esa idea, pese a no contar con evidencias suficientes para siquiera establecer un umbral de cobertura de vacunación a partir del cual se tuviera una relativa certeza de que, en efecto, se presentarían pocas hospitalizaciones y muertes. Desde luego que, sabiendo que las vacunas contra COVID-19 confieren una alta protección contra la enfermedad severa y la muerte, podría haber parecido una idea razonable. Pero el error fundamental detrás de la noción de que se puede dejar que el virus se siga transmitiendo entre personas sin consecuencia alguna es que jamás se consideró el impacto que eso tendría sobre la generación de nuevas variantes.

En Estados Unidos, por ejemplo, los Centros para el Control y Prevención de Enfermedades (CDC) levantaron la obligatoriedad del uso de cubrebocas para personas vacunadas, primero el 27 de abril de 2021 en espacios abiertos[54] y menos de un mes después, el 18 de mayo, también en espacios cerrados.[55] Para entonces, Estados Unidos solo alcazaba una cobertura de vacunación con esquemas dobles de 41%. Este cambio en las recomendaciones de los CDC que, sin duda, tuvo por lo menos en parte la intención de motivar a un mayor número de personas para vacunarse, resultó ser un tiro por la culata. No solo no tuvo el efecto deseado, sino que marcó uno de los errores más profundos e irreversibles en el manejo de la pandemia del gobierno de Estados Unidos durante la administración del presidente Joseph Biden.

Desde entonces y a raíz, primero, de la dispersión predominante de la variante *delta* en el mundo y, después, de la variante *ómicron*, se ha generado una gran cantidad de información científica que demuestra que las personas vacunadas no disponen de una protección significativa contra el contagio con estas variantes; es decir, si bien están fuertemente protegidas contra la enfermedad severa y la muerte al contar con esquemas dobles o triples de vacunación, aun así pueden infectarse y, en consecuencia, infectar a otros.[56] Por desgracia, una vez que los CDC anularon la obligatoriedad del uso de mascarillas en interiores, el daño estaba hecho. Se mandó el mensaje incorrecto al decir a la población vacunada que podía convivir, incluso en espacios cerrados, de forma segura, sin necesidad de seguir medidas preventivas como la utilización de cubrebocas y mantener distancia de otros. Después de eso, tratar de revertir la indicación, siquiera por periodos cortos, cuando han ido en aumento los contagios, ha sido poco menos que imposible, y solo ha provocado aún más polarización y división entre la población respecto al uso del cubrebocas, de por sí altamente politizado desde la administración de Donald Trump.

Sobre el tema, en México durante la tercera ola de contagios, el 6 de julio de 2021 con tan solo 16% de la población vacunada con esquemas dobles y únicamente 11% adicional con una sola dosis, el vocero de la pandemia, Hugo López-Gatell, aseveró en una conferencia de prensa:

> Este es el mensaje principal: tenemos una situación en donde hay un repunte, que es el tercer repunte que se presenta a lo largo del periodo de la epidemia, dos durante 2020, el primero durante 2021, después de medio año en donde se redujo la epidemia, pero afortunadamente y con una razón conocida, que es principalmente la vacunación, no aumentan ni las defunciones, ni las hospitalizaciones en esa velocidad.[57]

En ese tenor, las autoridades mexicanas —desde el presidente de la República hasta el vocero de la pandemia, pasando por la jefa de Gobierno de Ciudad de México, la doctora Claudia Sheinbaum, y varios gobernadores de los estados— se han referido siempre a la tercera ola de contagios. Escudados detrás de un supuesto e inexistente blindaje por la vacunación, que durante toda la tercera ola jamás llegó a cubrir siquiera a 45% de la población con esquemas dobles, el discurso demagógico-propagandístico sobre la tercera ola, hasta la fecha, ha estado plagado de frases como: «fue poco grave», «nos fue bastante mejor», «no mucha gente murió», «estuvimos bien protegidos gracias a la amplia cobertura de vacunación que logramos», etc. Lo que se les olvida decir es que, de hecho, en la tercera ola tuvimos más contagios que en cualquiera de las dos previas, rebasando durante cuatro semanas consecutivas el pico de nuestra mortífera segunda ola con casos semanales reportados por arriba de 110 000 y llegando al que —hasta la semana epidemiológica 1 de 2022 (del 2 al 8 de enero) en la ola *ómicron*— se mantuvo como el récord máximo semanal de casos confirmados: 133 163.

No omito señalar, además, que durante la tercera ola —en cifras oficiales— murieron 65 368 personas, más de la cifra que López-Gatell calculó en junio de 2020 como un posible «escenario muy catastrófico» de muertes para *toda* la pandemia. Poniendo esa cifra en perspectiva, 203 de los 222 países y territorios que reportan cifras de la pandemia —91.4% del mundo—, no han perdido a 65 368 personas por COVID-19 durante los dos años de pandemia, algunos de ellos con poblaciones de mayor tamaño que la nuestra, como son: China, Paquistán, Nigeria y Bangladesh, y varios con poblaciones similares a la de México; por ejemplo: Japón, Etiopía, Filipinas y Egipto, entre otros.

Sin importar los riesgos ni las evidencias, México, al igual que varios otros países, dirigió sus esfuerzos de control de la pandemia durante el segundo año a vacunar y, prácticamente, solo a vacunar, dejando que los contagios se dispararan y la epidemia siguiera su «historia natural», como dice el mensaje de la Subsecretaría de Prevención y Promoción de la Salud en la página del gobierno de México que da información sobre la pandemia.[58] En general y en la medida en que algunas poblaciones alcanzaron mayores índices de cobertura de vacunación, resulta cierto que, en relación con los contagios, las defunciones han tendido a disminuir desde que comenzó la vacunación en el mundo. En algunas regiones con muy alta cobertura de vacunación, las curvas de casos y defunciones diarios han dejado de ser paralelas y, como en el caso de Reino Unido, las defunciones han permanecido en niveles muy bajos incluso durante periodos en los que los contagios han aumentado. Sin embargo, eso no quiere decir que se hayan alcanzado niveles aceptables de defunciones en el mundo. Las olas *ómicron* en el mundo que iniciaron a finales de diciembre de 2021 demostraron que incluso con la extraordinaria protección de las vacunas, si se permite que los contagios se disparen tan violentamente como ha sido el caso con *ómicron*, termina muriendo demasiada gente, aunque la proporción de defunciones contra casos confirmados sea menor.

Sin duda, ese fue durante el segundo año de pandemia el gran éxito de la vacunación contra COVID-19. Pero la disminución relativa de defunciones, incluso en países como México —con baja cobertura de vacunación—, también ha tenido que ver con el hecho de que ahora entendemos mejor y sabemos manejar médicamente de forma más efectiva la enfermedad que durante el primer año de la pandemia. En cualquier caso, mientras que sí se había observado una tendencia de defunciones estable o a la baja a nivel mundial hasta antes de la llegada de la variante *ómicron*, la disminución no había sido sustancial. Después de dos años de pandemia, en la última ola *delta* que se dio en el verano de 2021, en promedio en el mundo seguían muriendo cada día aproximadamente entre 6 500 y 10 000 personas por COVID-19. En la ola *ómicron* —que aún no terminaba el cierre de este libro—, ya se reportaban más muertes diarias en el mundo que en esa última ola *delta* —hasta 13 115 en un solo día—.

Con vacunas y herramientas efectivas para prevenir los contagios, esa cifra atroz es totalmente inaceptable. Seguir vacunando debe continuar siendo una de las grandes prioridades, sin duda, pero la vacunación sola no terminará con la pandemia sino hasta que una proporción muy amplia de la población mundial —tal vez, más de 90%— esté adecuadamente protegida. Mientras tanto, el control de los contagios por medio de estrategias permanentes de contención epidemiológica y mitigación tiene que seguir siendo una prioridad en el mismo nivel y de la mano con la vacunación.

Aprendiendo sobre la marcha

Durante los primeros meses de la pandemia era muy difícil hablar de contagios o muertes prevenibles por COVID-19. Conocíamos poco sobre el virus y aún menos sobre la enfermedad que causa. No eran claras las vías de transmisión del virus, y eso dificultaba hacer recomendaciones adecuadas para controlar y prevenir su propagación. Asimismo, el entendimiento de la enfermedad era aún pobre, y esto condujo a un manejo inadecuado de pacientes, tanto en atención temprana como en el nivel hospitalario y crítico.

En ese sentido, durante gran parte del primer año de la pandemia el enfoque sobre la prevención de los contagios se centraba casi exclusivamente en medidas encaminadas a detener la vía de transmisión por contacto (también conocida como vía de transmisión por fómites) en la que el contagio

ocurre cuando la persona toca un objeto o superficie contaminado y lleva después el virus en las manos a sus ojos, nariz
o boca. Las recomendaciones se centraban en el lavado de
manos y la desinfección de objetos y superficies. En muchos
lugares se adoptaron medidas que ahora parecen absurdas,
como enviar camiones con tanques llenos de algún desinfectante para ir por las calles rociando el aire, las banquetas, las
fachadas de edificios y hasta a la gente, en un intento por
fumigar contra el virus.

No menos absurdas fueron otras medidas como la utilización de los llamados tapetes y túneles «sanitizantes», que
pretendían desinfectar las suelas de los zapatos —consideradas por algunos como una fuente desde donde el virus podía
dispersarse— pisando sobre un tapete que contenía cloro o
alguna otra sustancia desinfectante. Los túneles fueron aún
más lejos, puesto que con ellos se pretendía desinfectar a las
personas completamente vestidas, rociándolas con una suerte
de aerosol de alguna sustancia misteriosa al atravesar el túnel.
Quizá jamás sabremos con qué se rociaba a las personas dentro de tales artefactos. No hubo nunca una indicación precisa
sobre cuáles soluciones usar en los túneles y seguramente se
empleó una gran variedad de ellas.

Ha sido triste y vergonzoso ver que, en México, los mensajes de las autoridades en el segundo año de pandemia no
parecieron haber evolucionado, sino alejarse cada vez más del
conocimiento y de la evidencia que la ciencia nos ha propor-
cionado durante este tiempo. Se sigue exigiendo a los establecimientos que mantengan inútiles tapetes «sanitizantes» y que

obliguen a la gente a pisarlos. En algunos mercados y otros establecimientos incluso han llegado a cerrar puertas o cortinas de metal que, de mantenerse abiertas, permitirían una mejor ventilación y con ello una disminución real en el riesgo de contagio, con tal de que la gente pise los susodichos tapetes. Tan recientemente como el pasado mes de diciembre de 2021, en el Aeropuerto Internacional de la Ciudad de México todavía se obligaba en diferentes puntos a los viajeros a pisar tales tapetes, y durante los festejos de la Virgen de Guadalupe en Ciudad de México se veía a personal del gobierno rociando a los feligreses con alguna sustancia desinfectante antes de entrar a la basílica, posiblemente humedeciendo con ello los cubrebocas que de otra manera habrían cumplido con su función de filtro y además exponiendo a las personas a respirar sustancias potencialmente tóxicas.

Por otra parte, durante el primer año de pandemia solía pensarse en la enfermedad por COVID-19 solo como una infección pulmonar. En la atención ambulatoria, se sobreprescribía una multitud de medicamentos, la mayoría inútiles y hasta potencialmente dañinos, como: hidroxicloroquina, ivermectina, dióxido de cloro, factores de transferencia, una gama de vitaminas y antibióticos de todo tipo, en especial azitromicina, entre varios más. De forma demasiado temprana y, muchas veces, sin la supervisión médica necesaria, se prescribían a diestra y siniestra antiinflamatorios de todo tipo, anticoagulantes y antiagregantes plaquetarios. Se hacía poco o nada para detectar y vigilar a los pacientes que presentaban hipoxia silenciosa (conocida también como hipoxia feliz) y para asegurar desde el comienzo de la enfermedad que los pacientes mantuvieran una oxigenación adecuada hasta su recuperación. Muchas de esas prácticas en México, por desgracia, continúan llevándose a cabo hasta la fecha. A nivel hospitalario y crítico, también hubo una curva de aprendizaje en el tratamiento de COVID-19, durante la cual se cometieron errores porque no se contaba con suficiente información sobre la enfermedad y las formas más efectivas para tratarla.

Hacia la segunda mitad de 2020 y durante el segundo año de la pandemia, gracias a que se produjo a un ritmo vertiginoso una gran cantidad de información científica clínica y básica sobre el virus y la enfermedad, se logró una reducción en la pérdida de vidas a través de la prevención del contagio y de un manejo clínico más adecuado de la enfermedad. Ahora se entiende mejor que la vía de transmisión de COVID-19 se da principalmente por medio de los aerosoles que se generan al respirar, hablar, cantar o gritar, mismos que en los espacios cerrados con poca ventilación se acumulan, concentran y viajan distancias relativamente largas, hasta de 10 metros o más, y que después los respiran otras personas.[59] Para quienes siguen dudando, en relación con el brote de COVID-19 en un restaurante de la ciudad china de Guangzhou, en el que miembros de tres familias fueron infectados, un estudio[60] publicado en agosto de 2021 descartó la transmisión viral por medio de objetos inanimados —mesas, sillas, cubiertos, vasos, etc.—, llamados también *vectores* o, como mencioné antes, fómites. El mensaje de la ciencia ha sido muy claro: el SARS-CoV-2 se respira.[61]

Hecho este paréntesis, ahora, en esta segunda parte de la pandemia, se puede afirmar que, por lo menos, 90% de los fallecimientos por COVID-19 debe considerarse como muertes prevenibles. Se ha aprendido sobre la marcha que la pérdida de vidas humanas ha sido devastadora y hoy, más que nunca, es inaceptable que siga muriendo tanta gente. Esto es algo que se debe reconocer y no olvidar durante el tiempo que continúe la pandemia. Debemos impedir que se normalice la pérdida de vidas. En México, las autoridades que, por una negligente e insensata gestión de la pandemia, son responsables de la muerte de centenas de miles personas, apuestan a eso, a que se normalice la tragedia que a diario sufren cientos de familias. No lo permitamos. Cuando la historia de esta pandemia termine de contarse, una sola medición servirá para determinar el éxito o el fracaso de cada país para afrontar la crisis: la cantidad de vidas que se perdieron a causa de la estrategia implementada.

Que no nos gane el patógeno

El control de la pandemia se logra por medio de algunos elementos que dependen de nosotros y otros que no. Sin embargo, debemos estar conscientes de cómo es este proceso multifactorial del control de la pandemia, pues eso nos permitirá entender mejor lo que está pasando y cómo es el panorama en el corto, mediano y largo plazos. Hasta que no tengamos una solución permanente para COVID-19 —y con «permanente» me refiero a una población mundial masivamente vacunada o que tenga a su disposición una cura para la enfermedad—, la estrategia de contención y los planes de mitigación serán siempre un problema si no se llevan a cabo de manera adecuada.

Conforme la pandemia ha avanzado comprendimos más acerca de la importancia de incluir en las estrategias de contención y mitigación a los enfermos asintomáticos que padecen la enfermedad sin síntomas y son la mayoría de los infectados. Ellos propagan la enfermedad tal como quienes presentan los síntomas. Detectar a los asintomáticos para aislarlos a fin de que no sigan contagiando se vuelve imperativo para cortar las cadenas de contagio.

Me inquieta que, en las redes sociales, mucha gente cuestione el hecho de que los asintomáticos puedan contagiar de COVID-19 a otras personas. En este punto quisiera evitar, pero no puedo, decir de nuevo que no solo los enfermos sintomáticos dispersan el virus, lo cual está ampliamente documentado en la literatura científica. Por ejemplo, un estudio de la Universidad de Chicago afirma que, juntos, los casos presintomáticos y asintomáticos comprenden al menos 50% de la fuerza de contagio en el pico de un brote.[62] Es fundamental efectuar el rastreo de contactos, mediante el cual se obtienen pruebas para un caso sintomático y de ahí ubicar a las personas que tuvieron contacto con ese paciente. Y esto permite la detección de otros casos de contagio, algunos de los cuales no presentan síntomas y de otra manera no hubieran podido ser identificados.

En la medida en que se disparan los contagios durante un repunte o una ola, se vuelve muy complicado y costoso llevar a cabo un rastreo de contactos amplio y efectivo. De ahí la importancia de aprovechar los puntos de baja transmisión comunitaria del virus para hacerlo, manteniendo un control más duradero de la propagación de los contagios. Incluso, durante los periodos de mayor transmisión, no debe descuidarse el rastreo de contactos, aunque solo se limite a los círculos más reducidos de contacto. Asimismo, en muchos países se hacen búsquedas intencionadas de casos asintomáticos mediante muestreos aleatorios, tanto en la población general como para control y vigilancia dentro de comunidades específicas, como pueden ser: escuelas, empresas y otros grupos. El propósito es detectar a los infectados, tengan síntomas o no, y aislarlos para que dejen de propagar la enfermedad.

Estas estrategias básicas de contención son muy efectivas y permiten mantener a raya los contagios para que las actividades humanas continúen sin que se disparen aquellos. Por otra parte, cualquier estrategia de contención incluye la vigilancia; esto es, ubicar dónde hay brotes, y también el monitoreo de las mutaciones que el virus va adquiriendo, lo que se llama vigilancia genómica del patógeno —en este caso SARS-CoV-2—, para saber si hay mutaciones, dónde ocurren, cuál es su prevalencia, etcétera.

El control y la vigilancia de la movilidad poblacional son importantes. El control de las fronteras para no permitir la entrada de más personas en una zona donde ya se ha contenido la dispersión del virus o instaurar cuarentenas para visitantes, en particular para aquellos que llegan de países donde la transmisión es muy alta. También vigilar la migración interna; es decir, el tránsito de personas entre provincias, estados, ciudades y pueblos. Y algo para destacar: no estamos hablando de confinamientos masivos, que resultarían la estrategia más costosa en términos económicos, sociales, psicológicos y, desde luego, de mortalidad, porque los confinamientos masivos son el paliativo para una mala estrategia de contención, pues el virus se sigue dispersando y, cuando la situación es catastrófica, se recurre al confinamiento como última medida que resulta draconiana.

En el caso de las enfermedades infecciosas que se transmiten entre seres humanos, particularmente las que tienen el potencial de convertirse en epidémicas, es importante saber que el confinamiento, como intervención epidemiológica, llega tarde; al contrario, se debe ir adelante del virus, anticiparse a lo que va a suceder. Si uno va corriendo detrás, el patógeno gana, se enferma demasiada gente y eso cuesta vidas.

Muchas de las medidas que acabo de describir están a cargo del gobierno. La desgracia que en México tenemos es que nuestras autoridades nunca han implementado tales medidas. Se habla de regresos supuestamente *seguros* a clases presenciales y otras actividades, pero que no consideran ninguna de las medidas que podrían, en efecto, hacerlos seguros. Por ejemplo, la implementación de programas de vigilancia de los contagios mediante la realización de pruebas aleatorias de forma periódica. Tampoco se habla de vigilar la calidad del aire en aulas, oficinas y otros espacios cerrados, ni de la filtración del aire, ni de las estrategias que deben seguirse para lograr una ventilación adecuada. De ahí que resulta incomprensible cuando las autoridades sanitarias de México afirman que los planteles escolares son seguros y que no hay contagios. Lo que en realidad pasa es que no se hacen pruebas, no se dispone de programas de vigilancia de los contagios en las escuelas, no se buscan los contagios. Y, claro, si no se buscan no se encuentran, y eso ocurre particularmente en las comunidades escolares en las que, por tratarse de niños y de gente joven, hay una proporción todavía mayor de casos asintomáticos que en la población general. La realidad es que, a menos que se tomen medidas reales y efectivas para disminuir el riesgo de contagio en espacios cerrados —no hablo de tapetes sanitizantes ni de dispensadores de gel antibacterial, desde luego—, no habrá forma de garantizar la seguridad en su interior.

Por otra parte, hay medidas de mitigación de contagio en manos de la población, como usar cubrebocas de buena calidad, ventilar y limitar el tiempo de permanencia en espacios cerrados poco ventilados, filtrar el aire para disminuir el riesgo de contagio y evitar aglomeraciones, entre otras. Si alguien tiene COVID-19, es importante informar de inmediato a las personas con las que se ha estado en contacto, porque así se les da la oportunidad de aislarse, de hacerse pruebas y determinar si también están infectadas, para cortar sus propias cadenas de transmisión.

Detener la propagación del virus disminuye contagios y muertes, así como la velocidad de mutaciones del virus. Esto protege las actividades humanas —sociales, económicas, culturales y educativas——. Recordemos que, en 2020, el gobierno mexicano propuso una falsa dicotomía: «controlamos la pandemia o controlamos la economía», lo que significaba elegir entre una u otra opción, cuando diversos países de Asia no solo demostraron[63] que los *lockdowns* no son sostenibles en el largo y mediano plazos, sino que, al contener la transmisión del patógeno, se cuidaba la economía. Ahora, parece que su propuesta es aún más siniestra: *abramos todas las actividades sin la inversión necesaria para implementar medidas y acciones adecuadas de prevención y mitigación de riesgos, y, simplemente, ignoremos los contagios, no los busquemos siquiera para que sea más fácil ignorarlos, no contemos a los muertos y hagamos de cuenta que es normal que a diario mueran alrededor de 500 personas en México de una enfermedad prevenible.*

No debemos permitirlo.

LAS SEGUNDAS PARTES NUNCA FUERON BUENAS

En resumen, lo antes expuesto da cuenta del primer capítulo de la pandemia, lo que idealmente se tendría que haber hecho en 2020, lo único que se podía hacer, ya que no había suficientes vacunas en ese entonces. Pero ese debe ser un esfuerzo permanente; de hecho, se tiene que seguir haciendo hasta que haya una solución definitiva a COVID-19.

Ahora entramos en el capítulo dos de la pandemia, que se inició a principios de 2021. Además de la rápida evolución del virus, hay dos factores adicionales que determinan el curso del avance de la pandemia: la velocidad y la calidad de la inmunización por inoculación. La vacunación es la parte positiva de esta segunda parte de la crisis sanitaria, ya que ayudó a disminuir el número de casos severos de enfermedad, la carga de los sistemas de salud y la pérdida de vidas. Además, en la medida en que se alcancen coberturas más amplias de vacunación se contribuirá a controlar la propagación del virus que es, a fin de cuentas, el objetivo que se persigue para alcanzar una solución permanente a la pandemia.

La velocidad de vacunación se refiere a la proporción total de la población que ha sido vacunada; hablar de los adultos mayores, de los mayores de 18 años de edad o de los de 12 años en adelante no es útil, porque la meta global es inmunizar a la proporción más amplia de la población a partir de las edades más tempranas que sea posible. De tal manera que cuando se habla de coberturas parciales, limitadas solo a conjuntos arbitrarios de la población, ya sea por edad o condición de salud, puede servir a algunos grupos políticos para mejorar la percepción de su desempeño, pero ayuda poco a conocer qué tan lejos o cerca nos encontramos de la meta real. Es importante hablar de la proporción de personas vacunadas con esquemas dobles o triples en función de la población total.

Tarde o temprano habrá que vacunar a todos. Tanto la agencia que regula los alimentos y medicamentos de Estados Unidos, la Administración de Alimentos y Fármacos (FDA, por sus siglas en inglés: Food and Drug Administration),[64] así como la Agencia Europea de Medicamentos (EMA, por sus siglas en inglés: European Medicines Agency)[65] dieron ya su aprobación para el uso de emergencia de la vacuna de Pfizer en menores de edad, a partir de los cinco años de edad. En México, la misma vacuna tiene autorización de la Comisión Federal para la Protección contra Riesgos Sanitarios (Cofepris) también para uso de emergencia, pero solo a partir de los 12 años. No hay una razón científica justificable para que en México no se apruebe su uso a partir de la edad de cinco años. La única razón para ser así es que el gobierno de México se rehúsa, arbitrariamente, a vacunar a menores de 15 años sanos, así como a menores de 12 años con comorbilidades. En la actualidad, México es el único país en el continente americano que no vacuna a menores de edad a partir de los cinco años. Algunos países en Sudamérica, incluso con sus propios ensayos clínicos, han determinado que la vacuna de Sinovac es segura en menores de hasta tres años. Chile, por ejemplo, incluye a pequeños desde los tres años en su campaña de vacunación contra COVID-19, a quienes se les aplica esta vacuna china de virus inactivado.[66]

Por su parte, Canadá ha encabezado una de las campañas más exitosas de vacunación contra COVID-19, y se encuentra entre los 20 países en el mundo con mayor cobertura. En ese país hubo dos corrientes de pensamiento: vacunar a la mayor cantidad posible con una sola dosis y después empezar a aplicar segundas dosis. Otros Estados siguieron una estrategia distinta: vacunar con el esquema completo a la mayor cantidad posible de gente. Al respecto, en su momento, hubo controversia, pero ahora no la hay más, debido a la aparición de variantes como *ómicron*, que están evadiendo de forma importante la inmunidad de personas con esquemas de vacunación incompletos —o sea, con solo una dosis—. Como dije, hoy es necesario hablar de la población total vacunada con esquemas, ya no solo dobles, sino triples.

Entre tanto, la inmunidad de rebaño se nos escapó de las manos. Muchos estudiosos de esta materia, como el doctor Larry Brilliant —epidemiólogo que trabajó con la OMS de 1973 a 1980, ayudando a erradicar la viruela en el mundo—, aseguran que, por las características evasivas de la inmunidad de la variante *ómicron*, su alta transmisibilidad y los reportes de infecciones por SARS-CoV-2 en más de una docena de diferentes especies animales,[67] ya no es posible alcanzar la inmunidad comunitaria o inmunidad de rebaño contra COVID-19. Se permitió que el virus se propagara tanto y en tan poco tiempo entre los seres humanos que ha ido adquirido nuevas características a un ritmo muy acelerado, y el resultado es que ahora hay un virus más problemático que el que originalmente se detectó en Wuhan, a finales de 2019.

Este virus originalmente tenía una tasa de reproducción —o de transmisión— de 2.4 a 2.6. Unos meses después, para la primavera de 2020 en Europa, el virus que se propagó en ese continente tenía un índice reproductivo estimado de 3. La variante *alfa*, que se describió por primera vez en Reino Unido, ya tenía un índice reproductivo de entre 4 y 5. Pero el problema realmente comenzó a complicarse de forma seria a partir de la variante *delta*, cuya tasa de transmisión se calcula entre 6 y 8, y más aún con *ómicron*, que tiene una tasa de reproducción que se considera similar o incluso mayor a la del virus que causa el sarampión: entre 17 y 19.

Esto significa que la pandemia inició con un virus en el que cada persona contagiada transmitía la enfermedad, en promedio, a casi tres personas y que hoy estamos ante lo que puede ser el microorganismo más transmisible que haya conocido la humanidad; en promedio cada persona contagiada ahora transmite la enfermedad a entre 17 y 19 personas más. Algunos estudios sugieren incluso que este dato podría ser mucho mayor, estimado en hasta 256 para la subvariante BA.2 de *ómicron*.[68]

LA CALIDAD DE LAS VACUNAS

No todo está perdido, desde luego. El sarampión, con un índice reproductivo similar al de la variante *ómicron*, se ha podido controlar por medio de la vacunación. Pero es importante saber que estamos entrando en una situación cada vez más complicada y que, por ello, no es suficiente ocuparse solo de las estrategias de vacunación —si se administran inicialmente muchas primeras dosis, si se hacen esquemas completos por rango de edad, los diferentes grupos etarios que se incluyen, cuáles grupos vulnerables y de alto riesgo reciben inmunización prioritaria, cuántas dosis se administran al día, y demás—, sino también de la calidad de las vacunas que se aplican y de conservar las medidas de contención y de mitigación de los contagios, mientras se logra una vacunación de calidad con cobertura extensa de la población total. En este punto, sobre la calidad de las vacunas y de las campañas de vacunación, excluyo de la discusión, por el momento, a las vacunas CanSino y Sputnik V, puesto que en México han sido dos casos particulares, que trataré con más detalle en el siguiente capítulo.

En México se ha sabido de casos muy mediáticos de «vacunas de aire» o que se diluyeron[69] de más las vacunas de Pfizer, y que en lugar de vacunar a seis personas, se inoculó con el mismo vial a siete u ocho. También se ha cuestionado si se han conservado adecuadamente las cadenas de frío en el almacenamiento[70] de cada vacuna. Son cuestiones que tienen el potencial de afectar la calidad de la vacunación en una población, y esto incluye también si se administra la vacuna a menores de edad o no, así como el porcentaje de la población que ha recibido dosis de refuerzo o terceras dosis, y el tiempo transcurrido desde la dosis previa. El último punto es particularmente relevante, ante la reciente evidencia científica que indica que el nivel de protección de cualquiera de las vacunas comienza a declinar después de cinco o seis meses de la última dosis[71] y que, para mantener una alta protección contra enfermedad severa y muerte ante la variante *ómicron*,[72] es indispensable contar con tres dosis de vacuna.[73]

Resulta difícil —si no es que imposible— evaluar en este momento algunos de estos factores, porque el gobierno no ha publicado bases de datos abiertos sobre la vacunación que permitan hacer análisis puntuales, y porque no se tiene una trazabilidad adecuada de las dosis de vacunas que han llegado al país. Quizá no podremos más que inferir sobre algunos de esos puntos cuando haya pasado el tiempo.

Mientras tanto, cabe señalar que México es uno de los países que ha autorizado y aplicado una de las gamas más amplias de marcas y tipos de vacunas. El canciller Marcelo Ebrard repetidamente se refiere a esto como «nuestro portafolio de vacunas»[74] y, por la forma como lo dice, se entiende que cree que es algo bueno, pero este no necesariamente es el caso. Aplicar vacunas de tantos tipos diferentes, con diferentes requerimientos para su almacenamiento, transportación, aplicación e intervalos de espera entre dosis, solo ha complicado aún más una logística que de por sí representaba un reto colosal. Pero, lo que es más importante, hace muy complicado evaluar la efectividad general de la campaña de vacunación y detectar posibles problemas con lotes o vacunas específicas para poder solucionarlos, incluso si se contara con las bases de datos que permitieran hacer los análisis. Las vacunas que se han autorizado y aplicado en México contra COVID-19 están dentro de alguna de las siguientes categorías:

1. De mRNA (ácido ribonucleico mensajero): Pfizer y Moderna.
2. De vectores virales: AstraZeneca, CanSino, Sputnik V y Johnson & Johnson.
3. De proteínas virales: Novavax.
4. De virus inactivados: Sinovac.

La recomendación inicial de «póngase la primera vacuna que tenga a la mano» fue acertada, porque debemos tener a la mayor proporción de la población vacunada lo más rápido posible, antes de que la situación se complique más. Pero es innegable que hay vacunas de mejor calidad que otras. Aunque, en este tema, debe destacarse que algunas vacunas consideradas de menor eficacia, como Sinovac y Sinopharm desempeñaron un papel muy importante durante la primera mitad de 2021, puesto que algunos países en América Latina y Asia que por costo o disponibilidad no pudieron contar con gran cantidad de dosis de vacunas más eficaces como Pfizer, Moderna o AstraZeneca, tuvieron la oportunidad de acceder a esas vacunas para inmunizar de forma rápida a una proporción amplia de su población. Eso salvó muchas vidas. Más adelante, con menos escasez de vacunas en el mundo, los mismos países fueron adquiriendo mejores vacunas con las que comenzaron a aplicar refuerzos a quienes habían recibido, por ejemplo, Sinovac como esquema inicial. Dos países que hicieron esto de manera ejemplar, aprovechando los recursos que tenían disponibles en su momento, fueron Chile y Uruguay.

La pregunta que queda, mirando hacia adelante, es que, no habiendo problemas de escasez y sabiendo que, por ejemplo, la variante *ómicron* evade de forma más importante la inmunidad conferida por unas vacunas que por otras, ¿sigue siendo justificable o no, ahora, al iniciar el tercer año de pandemia, para algunos gobiernos, como el de México, continuar optando por vacunas menos eficaces para su población?

La economía influye, desde luego, en este tema. Pero para todos aquellos que llevan más de un año dándose golpes de pecho esgrimiendo argumentos tan falsos y simplistas como «esto es México, no somos Alemania, aquí no hay dinero para vacunar a todos solo con Moderna o Pfizer», se les tendría que recordar que, en México, el problema no es la falta de recursos, sino a qué se destinan los recursos.

En un país en el que durante la pandemia se han destinado cifras multimillonarias a tres obras faraónicas, se necesita ser muy indolente, sinvergüenza —o ambos— para tratar de justificar que, en febrero de 2022, tres de cada cuatro muertes registradas por COVID-19 en México sigan ocurriendo en la población de adultos mayores supuestamente vacunados, pero muchos con vacunas que tienen poca eficacia para proteger a este grupo tan vulnerable de la variante *ómicron*, solo porque el gobierno decidió priorizar el gasto público en sus *elefantes blancos* sobre la salud y la vida de los mexicanos.

3. LA (NO) ESTRATEGIA DE VACUNACIÓN EN MÉXICO

«Misión cumplida», dijo a principios de diciembre de 2020 el canciller de México, Marcelo Ebrard, para anunciar que la vacunación contra COVID-19 se iniciaría ese mismo mes, con la llegada al país de 250 000 dosis de Pfizer.

«Como explicó el doctor López-Gatell, en enero, febrero y marzo, un millón cada mes; abril, 12 millones», declaró Ebrard.[75] Un mes después volvía a pronunciar la desafortunada frase, «Misión cumplida»,[76] al fotografiarse delante de un avión de DHL, en el aeropuerto de Ciudad de México, y anunciar el arribo de otras 439 725 dosis de la misma marca.

La segunda ola, la más mortífera hasta entonces, que cobró alrededor de 45% de todas las muertes por COVID-19 registradas hasta el momento, estaba en pañales, mientras el canciller no cesaba en su desvergonzada adulación a Andrés Manuel López Obrador, al subsecretario de Salud e incluso frente al embajador chino en México.[77]

¿Por qué un funcionario encargado de las relaciones exteriores tuvo tanta injerencia en la compra de vacunas cuando esto debería haber sido tarea de las autoridades sanitarias? Misterio absoluto que, dado el gusto por la opacidad y el ocultamiento de datos del actual gobierno, nunca develaremos. La pregunta cobra relevancia, además, porque Pfizer tiene oficinas en México, al igual que Johnson & Johnson, apunta Xavier Tello, médico cirujano, experto en políticas de salud pública y autor del libro *La tragedia del desabasto* (Planeta, 2022). La pasión de Ebrard por la cultura y la historia chinas no explica lo que luego ocurriría con la vacuna Convidecia de la farmacéutica CanSinoBio, marca que solo llegó a un acuerdo con la Cancillería y no con la Secretaría de Salud de nuestro país… Pero no nos adelantemos.

Recapitulemos: apenas unos días después de las compras y de los festejos navideños, México estaba sumido en lo peor de la segunda ola, con gente que moría en casa o en camino al hospital por los estragos de COVID-19, la saturación de hospitales y la escasez de oxígeno domiciliario. Fallecía en sus hogares, en coches en los que esperaba una cama, afuera de un hospital, en banquetas o dentro de ambulancias. Pero, sordo y ciego, igual que el presidente de la República y el subsecretario de salud, el canciller seguía con su discurso triunfalista: «El día de hoy vemos el fruto de una estrategia que usted ordenó [dirigiéndose al presidente]. Misión cumplida, se inicia en México una vacunación masiva que nos pone en el primer lugar de América Latina»,[78] dijo. Las inoportunas palabras del encargado de las relaciones exteriores ponían en evidencia una serie de irregularidades, improvisaciones y errores —algunos criminales—, que detallo a continuación.

NO VACUNAR A TODO EL PERSONAL DE SALUD DE TODO EL PAÍS

En el Plan Nacional de Vacunación se establecía que se iba a inmunizar contra COVID-19 al personal de salud, seguido por personas mayores de 60 años y grupos de riesgo. Pero lo que terminó sucediendo es que la cobertura prioritaria del primer grupo fue parcial, arbitraria y discriminatoria para la mayoría de los profesionales de la salud del país. Es decir, incluyó solo a médicos cirujanos y personal de enfermería que trabajaban en hospitales públicos que habían sido convertidos en hospitales COVID-19 —concretamente, más de 850 hospitales civiles y militares—[79] que podían demostrar que trabajaban directamente con pacientes COVID-19 positivos. Pero choferes de ambulancias, paramédicos, odontólogos, médicos de farmacias, personal de laboratorio, trabajadores auxiliares y de limpieza, así como médicos y otros trabajadores de hospitales privados que sí tienen contacto con enfermos de COVID-19, no fueron inmunizados de forma prioritaria porque no se consideró que estuvieran en «la primera línea de atención», como señaló en enero de 2021 el subsecretario de Salud, Hugo López-Gatell,[80] a pesar de que todos ellos tienen un alto riesgo ocupacional de estar en contacto y de ser contagiados por personas con COVID-19.

No sobra destacar que para entonces —diciembre de 2020—, México ocupaba ya el primer lugar en el mundo en cuanto a profesionales de salud infectados y fallecidos por COVID-19, de acuerdo con información de Amnistía Internacional.[81] Datos oficiales de la Secretaría de Salud de México del 28 de diciembre de 2020 daban cuenta de 182 246 trabajadores de la salud infectados, y entre ellos había 2 397 fallecidos.[82] Con cifras tan atroces, se pensaría que las autoridades hubieran hecho todo lo que estuviera en sus manos para proteger de la manera más amplia posible, ofreciendo vacunación prioritaria a todo este sector de la población tan golpeado y que a diario ha continuado poniendo sus vidas en riesgo por servir y cuidar la salud de los demás. Pero no fue así.

Se empezó a vacunar a los profesionales de la salud en forma discrecional y después se continuó con los adultos mayores. Lo que en realidad nunca sucedió, aun cuando estaba considerado en el Plan Nacional de Vacunación contra COVID-19, por lo menos en sus primeras versiones, fue dar oportunidad de vacunarse de manera prioritaria a la población en alto riesgo. Personas con comorbilidades que, por no ser adultas mayores, tuvieron que esperar hasta que les tocara por su edad, lo cual para muchos podía suceder hasta ocho meses o más después del inicio de la campaña de vacunación en México. Esto sin contar con el sistema arbitrario que asignó, en Ciudad de México y en otras entidades de la República, turnos para vacunar según la alcaldía en donde cada persona inscrita tuviera su residencia.

¿Y los dentistas, por ejemplo? Bien, gracias. A pesar de ser profesionales de la salud, no se les consideró en ninguna etapa del plan de vacunación; solo por edad les correspondería cuando llegara su turno. A pesar de que, después de los médicos que tienen a cargo la intubación endotraqueal de pacientes —quienes tienen un riesgo hasta 15% mayor que el resto de los médicos asignados a pacientes con COVID-19—,[83] los cirujanos dentistas son los más expuestos al contagio,[84] porque hacen su trabajo a menos de un metro de la boca abierta de un paciente e implica, en la mayoría de los casos, la generación de grandes cantidades de aerosoles potencialmente infecciosos.

Cuando la agencia de Administración de Seguridad y Salud Ocupacional (OSHA, por sus siglas en inglés) de Estados Unidos clasificó por riesgo de contagio de COVID-19 a los trabajadores de la salud, los dentistas estaban en los puestos más altos.[85] Sin embargo, en una de sus conferencias de prensa, Hugo López-Gatell comparó el riesgo de los dentistas —que habían exigido ser vacunados junto con el resto del personal de la salud— con el de los repartidores de comida: «El identificar a las personas por la profesión deja de tener un sentido práctico, aun cuando pueda resultar eso frustrante para cada uno que se identifica como el siguiente en la línea de prioridad, porque resulta que pueden ser comparables. El personal de transporte, el personal que hace entregas a domicilio. No existe un mecanismo científico suficientemente claro por el que uno puede identificar si la práctica física de estar cercano con una persona es más o menos inductor del contagio»,[86] explicó con su habitual verborragia, confusa y plagada de soberbia e información falsa, puesto que la literatura científica que demuestra lo contrario es abundante. Esta comparación del riesgo de contraer COVID-19 de un repartidor de pizzas y un odontólogo provino, recordemos, de un médico que se doctoró en Epidemiología en la Escuela de Salud Pública de la Universidad Johns Hopkins.

Cuando esa tontería salió de la boca del vocero de la pandemia, los odontólogos de la UNAM orquestaron una ardua y digna campaña en redes sociales con la que exigían ser vacunados. Previamente, el doctor Enrique Grajeda, profesor de la UNAM en la Facultad de Odontología, le había enviado una carta a López Obrador para solicitarle que su gremio fuera inoculado como personal médico de primera línea.[87] La historia se cuenta sola: el gremio odontológico siguió ignorado por las autoridades y nunca fue vacunado por ser dentistas. El colmo fue que algunos colegas míos, dentistas, discutían en redes sociales si la negativa del gobierno a vacunar al gremio odontológico podría ser culpa mía, por haber escrito *Un daño irreparable*, publicado en 2021, en donde criticaba el mal manejo de la pandemia por parte del gobierno.

Entiendo y empatizo sobremanera con el enojo y la desesperación de mis colegas odontólogos dedicados a la práctica clínica, por no haber sido incluidos, como era debido, en la vacunación prioritaria junto con otros profesionales de la salud, pero también me pareció una actitud cobarde echarme la culpa cuando los dentistas no eran los únicos que no recibían la vacuna que les correspondía por su actividad: para entonces, los médicos del sector privado seguían rogando que se les inmunizara, al igual que camilleros, personal de limpieza en hospitales, enfermeras, técnicos de laboratorio, radiólogos, choferes de ambulancia, médicos encargados de farmacias, paramédicos, etc. Incluso si yo fuera la responsable de esta decisión del gobierno, en contra de inmunizar a los dentistas, ¿cómo se explica que esto se considere aceptable, en una supuesta democracia en la que las autoridades sanitarias deben hacer lo posible para proteger a la población?

La decisión de no vacunar a los dentistas nada tuvo que ver conmigo. Se trató de ahorrar dinero en vacunas, como hasta la fecha se sigue haciendo al haber empezado tarde y a cuentagotas la administración de terceras dosis y refuerzos, así como el seguir negando la vacunación a la población de menores de 14 años. Pero resulta triste que personas ligadas a mi profesión hayan pensado que esta iniciativa del gobierno haya sido culpa mía. Y, peor aún, que, ante la evidente irresponsabilidad de las autoridades nacionales en el manejo de la crisis sanitaria, que ha cobrado centenas de miles de vidas, callarse les hubiera parecido una buena opción.

«COMO DELINCUENTE»

«Tuve que desaprender lo que sabía [como inmunólogo] y aprender sobre la biología del SARS-CoV-2 sobre la marcha. Y tener la humildad de asumirlo», cuenta Francisco Javier Espinosa Rosales, pediatra especialista en inmunología clínica y alergias, al recordar los primeros meses de la pandemia, en los que poco o nada se sabía sobre el entonces nuevo virus.

Ahora admite que se conoce mucho más, pero «he visto casos de reinfecciones severas, incluso en gente que ya había tenido un COVID-19 grave. Se trata de un virus que no sigue los patrones de otros virus, como el de la influenza, que te deja con una inmunidad que dura unos cuantos años. Puede que el SARS-CoV-2 se convierta en un virus endémico, pero no me atrevo a hacer predicciones. Hoy, si te reinfectas con COVID-19, eres inmunodeficiente». Lamentablemente, muchas veces, si el virus no mató a los grupos más vulnerables en la primera oleada, lo hizo en la segunda; para tener una idea de la gravedad del cuadro, solo hay que pensar que 43.9% de todas las muertes por COVID-19 (135 912 en cifras oficiales) ocurrió en la segunda ola de contagios, entre diciembre de 2020 y febrero de 2021. Más aún, después de los contagios masivos que se dieron durante la segunda ola, en la tercera todavía perdieron la vida (en cifras oficiales) más de 65 000 personas —un poco más que aquel "escenario muy catastrófico" que Hugo López-Gatell vaticinó el 4 de junio de 2020 como el máximo de defunciones a las que se podría llegar durante toda la pandemia—,[88] incluso teniendo a casi 30% de la población inmunizada con dos dosis.

Sobre los niños y adolescentes sin comorbilidades, en general, «si se contagian, son casos leves», cuenta el doctor Espinosa. Pero, en Estados Unidos y México, ha habido niños hospitalizados: «En general son niños que, por razones genéticas, con defectos en la señalización del interferón, están predispuestos a casos graves de COVID-19», explica el también presidente del Colegio Mexicano de Pediatras Especialistas en Inmunología Clínica y Alergia (Compedia).

Cabe señalar que un estudio,[89] publicado en agosto de 2021 y dirigido por la Universidad Rockefeller de Nueva York (Estados Unidos) y el Hospital Necker-Enfants Malades (Francia), apunta a variaciones genéticas e inmunológicas como la causa de casos de COVID-19 severos (en niños y adultos). La mencionada investigación afirma que 20% de pacientes mayores de 80 años con COVID-19 grave desarrolla anticuerpos contra el interferón de tipo I, un grupo de 17 proteínas indispensables para que el organismo pueda preparar una respuesta contra el SARS-CoV-2. Esto provoca que el sistema inmunitario de estas personas tenga menos capacidad de protegerse de la infección.

En una línea de investigación similar, otro estudio[90] publicado en la misma fecha afirma que los pacientes con mutaciones en el gen TLR7 tienen más probabilidades de enfermar de COVID-19 grave, sobre todo en los hombres menores de 60 años. El TLR7 es un gen del sistema inmunológico que ayuda en la producción de los interferones de tipo I (IFN-I), los cuales, como ya se dijo, son cruciales para construir una respuesta inmunitaria contra el coronavirus. Así, si hay defectos en el TLR7, habrá más probabilidades de presentar un cuadro de COVID-19 severo o crítico. En ambos estudios residirán algunas de las claves para entender por qué mucha gente fallecida por COVID-19 carecía de comorbilidades, era joven y no estaba inmunosuprimida. Por otro lado, se estima que la administración de interferón en etapas tempranas de la enfermedad podría beneficiar a los pacientes que presentan estas variaciones genéticas.

La falta de interés de las autoridades en vacunar a los menores de edad «es equivocada. Hay que priorizar a jóvenes con neuropatías, síndrome de Down, inmunodeficiencias y obesidad», sigue el doctor Espinosa. Padre de dos adolescentes, admite que después de un tiempo de confinamiento «no había forma humana de mantenerlos en casa los fines de semana y yo tuve el privilegio de poder mandarlos al exterior a vacunarse». Y alerta sobre las reuniones de jóvenes en las que se consumen alcohol y drogas «que pueden hacer perder el miedo al contagio».

Le queda muy claro que mucha gente, incluso con comorbilidades, ha tenido que salir a trabajar y no ha podido darse el lujo de quedarse en casa, además de que muchos deben usar el transporte público. Y ya que hablamos de «lujos», Espinosa cuenta que «hace tres años que no trabajo en una institución pública y tuve la suerte de no tener que trabajar con EPP precario o de mala calidad». Entre la lista de «privilegios» con los que contó, admite que pudo vacunarse en México, en marzo y abril de 2020, con la vacuna de Pfizer. «Para que quede bien claro: México es el primer país en el mundo con más cantidad de personal médico fallecido durante la pandemia. Se sabe que, aun vacunada, la gente se enferma, pero corre un riesgo menor. Esto lo saben y les valió sombrilla [a López-Gatell y Alcocer]».

Se sabe también de muchos médicos y otros miembros del personal hospitalario que, desesperados por no poder vacunarse y teniendo que trabajar cada día junto a enfermos con COVID-19, falsificaron sus citas en la página web gubernamental mivacuna.salud.gob.mx., o incluso su Clave Única del Registro de Población (CURP), para tener acceso a cualquier vacuna, la que fuese, porque el gobierno les negó este derecho y orilló a muchos a tomar esas decisiones. Muchos más optaron por vacunarse en el extranjero. Me consta que a muchos médicos les da pena decir que se vacunaron en Tampa o en Houston. Porque… «¡qué poco solidarios!», diría el gobierno. Es como si el presidente ignorara que el principio básico de todo plan de vacunación es que *todos* se vacunen. Si unos no se vacunan, no se crea la inmunidad comunitaria. De lo que se trata es, ni más ni menos, de no morir boqueando, asfixiado en tu casa o en un hospital público donde ni ventiladores ni sedantes hay.

A todo esto, cabe aclarar que, en México, solo se vacuna a ciudadanos mexicanos o residentes legales. Turistas o inmigrantes indocumentados no pueden vacunarse. Y es necesario destacar que, en este mundo al revés, en mayo de 2021, reclusos de entre 40 y 59 años fueron inoculados sin mediar ningún obstáculo para ello, informaban los medios por esas fechas.[91] Está claro que todos deben vacunarse, sin ninguna distinción, quiero aclararlo para que este comentario no se preste a malentendidos. Pero priorizar a reos y negar este derecho a médicos, enfermeros, camilleros, choferes de ambulancias, etc., que todos los días dan su vida en hospitales COVID, unidades de cuidados intensivos o farmacias barriales, es simplemente una canallada.

El privilegio de vacunarse fuera

Para abril de 2021 varios juzgados capitalinos recibían amparos de médicos del sector privado que no cejaban en su esfuerzo por ser vacunados. Mientras, el presidente Andrés Manuel López Obrador se refería a ellos públicamente y con desprecio. «No es que yo esté en contra de ellos, es que no es justo el querer decir "A mí me vacunas". No, si no te corresponde, no. "Ah, si no, como soy médico y me pongo mi bata blanca, voy a los medios de comunicación, voy al *Reforma*, voy a *El Universal*, voy a los programas de radio. ¡Qué barbaridad!, ¡cómo no van a vacunar a los médicos!". Pues tenemos que vacunar a los adultos mayores, son los más vulnerables»,[92] exclamaba quien luego se haría de la vista gorda ante los casos de ancianos inoculados «con aire» o los refuerzos y terceras dosis que llegaron demasiado tarde para mantener baja la mortalidad en este grupo de edad que, hasta la fecha, sigue siendo el que paga el precio más alto por la negligente gestión de la pandemia en México.

A saber, después de que comenzó la vacunación de adultos mayores —a partir de abril de 2021—, la proporción de muertes en este grupo etario disminuyó alrededor de 31 puntos porcentuales —de aproximadamente 67 a 36%— hasta finales de julio del mismo año. A partir de agosto fue escalando lentamente de nuevo. Para noviembre de 2021, en los adultos mayores ocurrían más de 70% de todas las muertes registradas por COVID-19 en el país. ¡Pero, claro! Desde mediados de 2021 teníamos ya cúmulos de evidencia científica que demostraban que la eficacia de las vacunas comenzaba a disminuir después de cinco o seis meses de la segunda dosis y que la disminución en la protección era más marcada en adultos mayores e inmunocomprometidos. En consecuencia, muchos países comenzaron a aplicar terceras dosis y refuerzos a mediados de 2021 a los grupos vulnerables, incluyendo al personal de salud. Pero en México, incluso sabiendo que fueron los adultos mayores de los primeros en ser vacunados y teniendo información disponible sobre la disminución con el tiempo de la protección inmunitaria de las vacunas, la vulnerabilidad particular de adultos mayores y las estadísticas oficiales sobre el ascenso que estaba teniendo la proporción de defunciones en este grupo, no se actuó a tiempo. Las terceras dosis comenzaron a aplicarse a esta población entre nueve y 11 meses después de que se les aplicara el esquema inicial. Para entonces, el daño estaba hecho. A mediados de febrero de 2022 las muertes en adultos de 60 años y más representaban alrededor de 72% de todas las muertes reportadas por COVID-19.[93]

Ante el cinismo de las autoridades nacionales, muchos profesionales de la salud se quedaron sin más opción que esperar su turno en la vacunación por edades, puesto que no todos de los que fueron vetados de la inmunización prioritaria dentro del Plan Nacional de Vacunación contra COVID-19 podían darse el lujo de viajar al extranjero para vacunarse. Mientras tanto, a partir de febrero de 2021, los medios de comunicación hablaban del «éxodo» de mexicanos que viajaban en vuelos repletos hacia Estados Unidos —Miami y varias ciudades de Texas, en el *ranking* de preferencias— para vacunarse; abundaban quienes no tenían visa de turista para viajar al país del norte —los retrasos para pedir cita en la embajada estadounidense son hasta de un año y medio—, quienes tenían su pasaporte vencido o simplemente carecían de los medios económicos para costearse boletos de avión, ya fuera para dos viajes o para uno, con la estadía por 21 o 28 días para recibir las dos dosis iniciales.

He conocido, sin embargo, a médicos y odontólogos a quienes solo les alcanzó para un vuelo redondo, con ida y regreso el mismo día, sin tener cómo pagar un sándwich, un refresco o una noche de hotel para al menos descansar unas horas si la vacuna les provocaba algún malestar, sin contar con que menos de un mes después debían repetir ese operativo para aplicarse la segunda dosis. Así fue como López Obrador, con su diatriba contra la clase media «aspiracionista», añadió su grano de arena a esta brecha con la que desde el inicio de su gestión se ha empeñado en dividir a los mexicanos.

Porque, si algo hizo este presidente con la vacunación, fue inaugurar una nueva categoría de privilegios. No hablamos de la clase alta; hablamos de esa clase «muy enfocada u orientada a progresar en lo material»,[94] pero que finalmente solo ha querido vacunarse y vacunar a los suyos para poder trabajar con cierta tranquilidad, para proveer un sustento a sus hijos, su pareja, sus mayores o bien, sencillamente para aspirar a vivir en caso de contagio. Pero en la nueva categoría de lujos de la nomenclatura del actual gobierno de México se inauguró un «esnobismo». ¡Cómo! Además de querer estudiar, ahorrar y comprarte cosas, ¿quieres vacunarte? Pues no, replica López Obrador con su narrativa divisionista. Los «aspiracionistas» que solo quieren viajar a Miami para inocularse Pfizer o Moderna, en esta nueva narrativa equivalen a los «pecadores» que trabajan para tener un segundo par de zapatos, un carro nuevo o sueñan con una bolsa de diseñador.

Así como me he referido a todos los subterfugios utilizados por médicos para poder vacunarse en México a pesar de la negativa gubernamental, hay que sumar a aquellas personas que, sin ser trabajadores de la salud, tenían alguna discapacidad o sufrían de comorbilidades que las convertían en presa fácil del virus SARS-CoV-2. A esos grupos, que López-Gatell y sus huestes ignoraron olímpicamente, solo les quedó la opción de esperar a que la vacuna les tocara por edad o por su alcaldía de residencia, o simplemente resignarse a que, para ellos, no llegaría jamás, como tuvo que hacer mucha gente postrada o con problemas de movilidad. Eso, claro, a menos que pudieran, en un gesto de máximo egoísmo clasemediero, irse a Florida a pincharse el brazo con la dichosa vacuna que aquí no pudieron recibir en tiempo y forma para, simplemente, tener mayor oportunidad de sobrevivir.

El golpe del gobierno a los «aspiracionistas» tiene también otra arista: los que no pudieron viajar a inocularse con Pfizer o Moderna y que en México no tuvieron la fortuna de recibir esas vacunas o las de AstraZeneca o Sinovac, aquellos que, como yo, tuvieron que conformarse con vacunas dudosas como CanSino o Sputnik V, ya no pueden viajar a Europa ni a Estados Unidos —desde junio de 2021, en el Viejo Continente, y desde el 8 de noviembre en el caso de nuestro vecino del norte—, por haberse inoculado con vacunas sin reconocimiento alguno de la comunidad científica internacional, de la OMS, la FDA o de la EMA.

Por cierto, para esos fines, las furiosas cartas de López Obrador y toda la retórica hueca de sus defensores, exigiendo a la OMS que se reconozcan esas vacunas fuera de las fronteras mexicanas, no importan. La Organización Mundial de la Salud las aprobará cuando las farmacéuticas CanSinoBio y Gamaleya demuestren que son seguras y efectivas, y presenten toda la documentación correspondiente como han hecho las demás. Solo entonces.

Vacunas de cuarta para los maestros

Recién iniciada la vacunación del personal de salud se hizo algo irregular e inesperado: antes de comenzar la vacunación de adultos mayores; antes siquiera de completar la vacunación del personal de salud, el gobierno de México rompió su propio plan de vacunación y empezó a vacunar a los maestros del estado de Campeche. En ese entonces, la narrativa en medios de comunicación y redes sociales se centraba principalmente alrededor de las próximas elecciones federales que se llevarían a cabo el 6 de junio de 2021. La decisión fue tan sorpresiva como absurda. En las primeras cuatro versiones del Plan Nacional de Vacunación contra COVID-19, el personal docente ni siquiera figuraba.

Dicen por ahí: «piensa mal y acertarás».

Resultaba absurda la decisión de privilegiar la vacunación de maestros en Campeche sin haber antes concluido la de los profesionales de la salud y avanzado en la del grupo más vulnerable: los adultos mayores, máxime cuando la vacunación de maestros ni siquiera estaba contemplada en el plan de vacunación. Pero así sucedió y, para evitar señalamientos —supongo—, la siguiente versión del plan de vacunación incorporaba ya al personal docente como parte de la supuesta estrategia. A partir de ese momento fue claro —por si acaso no lo era antes— que el plan de vacunación contra COVID-19 en México estaría dictado y se improvisaría conforme a las conveniencias político-electorales del gobierno en turno. Es así como ha sucedido.

La educación siempre tuvo que considerarse una actividad esencial, sin duda. La protección no solo de maestros, sino también de alumnos y del personal administrativo y auxiliar de las escuelas tuvo que haberse considerado prioritaria desde el inicio de la pandemia. Pero no lo fue sino hasta que resultó conveniente. Lo más lamentable de este primer episodio relacionado con el personal docente y el retorno a las clases presenciales es que en ese estado se había anunciado que ya se podía regresar a clases porque Campeche estaba en semáforo verde. Pero recién habían, supuestamente, terminado de vacunar a los maestros en el estado a finales de enero, los alumnos volvieron a clases presenciales y tan solo tres semanas después empezaron a reportar casos de COVID-19 entre docentes y estudiantes. El semáforo en el estado volvió a amarillo y acto seguido volvieron a cerrar las escuelas.[95] Todo el esfuerzo de dar prioridad a los maestros fue en vano. Bueno, quizá sirvió solo para ganar algunos votos, puesto que, al fin, esa era, obviamente, la intención.

La evidencia más clara de que la decisión de priorizar la vacunación del personal docente —por encima de profesionales de la salud y de adultos mayores— estaba menos relacionada con un interés genuino en proteger a esa población que con las posibles ganancias políticas de aparentar que se pretendía hacerlo, está en la elección misma de la vacuna que se decidió emplear para su inmunización. ¿Por qué, si ese grupo era tan prioritario se eligió la única vacuna hasta entonces utilizada en México que se publicitaba como unidosis? ¿Por qué elegir la que no había concluido ni presentado resultados de ensayos de fase 3 y cuyos resultados preliminares situaban su eficacia por debajo de todas las demás vacunas disponibles en el país, salvo la de Sinovac? ¿Por qué una de las dos que no ha recibido la aprobación de la OMS, ni de otras agencias reguladoras como la FDA o la EMA?

Aquí es donde el tiro salió por la culata. Se eligió inmunizar a millones de maestros y demás personal educativo con la vacuna Convidecia, de la farmacéutica CanSinoBio. Pero como el gobierno de México mantiene la información sobre la vacunación contra COVID-19 en secrecía sin proporcionar, a la fecha, bases de datos abiertos y blindando el acceso a los contratos y las compras de vacunas, no hay forma de asegurar que decisiones como esta no se hayan basado simplemente en consideraciones económico-político-electorales. Lo cierto es que el gobierno de México optó —para proteger a un grupo que parecía importarle tanto— por una de las pocas vacunas aceptadas para uso de emergencia en tan solo nueve países del mundo, incluyendo a México —Argentina, Chile, Ecuador, Hungría, Indonesia, Malasia, Moldova y Pakistán— y que a la fecha no ha sido aprobada por ningún organismo internacional.

Hasta el 15 de enero de 2022 la farmacéutica CanSinoBio aún quedaba a deber a México y a la comunidad científica internacional la publicación de los resultados de sus ensayos clínicos de fase 3. La importancia de la publicación de tales estudios radica en que permiten conocer no solo la eficacia de la vacuna o fármaco en cuestión, sino también, y más importante, arrojan información indispensable sobre la seguridad de su uso en seres humanos. Sin importar que la vacuna no contaba con tales estudios y contra todas las normas éticas y jurídicas internacionales que conciernen a la administración de fármacos a seres humanos, el gobierno de México aplicó la vacuna de CanSino a casi tres millones de personas —hasta donde sabemos, ya que no hay a la fecha una base de datos abierta de la vacunación en México—, de acuerdo con información al 1° de junio de 2021.[96]

Cualesquiera que hubieran sido los resultados de los ensayos clínicos de fase 3 de CanSino, publicados más de siete meses después, para entonces, importaban poco: más de tres millones de personas habían sido ya inoculadas, *a priori*, con un fármaco de cuya utilidad o seguridad no se tenía evidencia científica clara. Pandemia o no, ningún gobierno en el mundo debió autorizar jamás que algo semejante se permitiera en su población.

De todos los ataques que he recibido en los casi dos años de pandemia —y vaya que han sido muchos; deleznables y grotescos, la mayoría—, algunos de los más violentos ocurrieron tras la publicación en *The Lancet*[97] de los resultados de los ensayos clínicos de fase 3 de la vacuna de CanSino. Sin entendimiento alguno de la interpretación de los resultados del estudio, una horda de simpatizantes del gobierno me hacía saber a diario, en términos explícitos y hasta soeces, que me había equivocado al criticar la aplicación masiva de esa vacuna. Sin embargo, los hallazgos del estudio publicado no eran alentadores para la población mexicana. Revelaban que después de 28 días la eficacia de la vacuna CanSino en la población mexicana era de tan solo 45.08% con intervalos de confianza a 95% de 11.33 a 65.98% (apéndice 9 de la publicación en *The Lancet*). Esto hace a la vacuna de CanSino la menos eficaz de todas las que se aplican en México. Pero eso importaba poco a quienes se dedican a atacar a otros en defensa del gobierno actual. Curiosamente, en sus intentos por defender lo indefendible, nunca hacen mención de las víctimas, como las personas que fueron inoculadas indebidamente o las familias que sufren por la pérdida de seres queridos que no debieron morir, por ejemplo.

Como dije, a los maestros de Campeche se les inoculó con una vacuna que aún no había demostrado su seguridad y eficacia. En segundo lugar, en un principio se les hizo sentir que se les daba algún tipo de prioridad; pero, ahora, el sentimiento que queda es que su vacunación fue de muy baja calidad. Recordemos que, aunque no ha presentado estudios de fase 3, ya desde marzo de 2021 se sabía que la inmunidad que otorga CanSino declina muy rápidamente, más rápido incluso que otras marcas, después de seis meses de su inoculación,[98] y que una dosis de refuerzo es necesaria, a pesar de que inicialmente se vendió como una vacuna de una sola dosis. Al igual que para los adultos mayores, los refuerzos para el personal educativo llegaron muy tarde. No fue sino hasta enero de 2021 cuando se comenzaron a aplicar, 10 meses después de la unidosis. Jamás sabremos cuántas vidas se perdieron innecesariamente por este retraso en la administración de las dosis de refuerzo, ya que las bases de datos abiertos de la Secretaría de Salud de México no permiten identificar de forma específica al personal educativo.

AMLO Y EL EJE DEL MAL NEOLIBERAL

Sobre la vacuna rusa Sputnik V del Instituto de Investigación Gamaleya, ¿qué puedo decirles? Es una vacuna que reporta mayor efectividad que la Convidecia de CanSino y que desde febrero de 2020 había publicado ya en *The Lancet* los resultados de su ensayo clínico de fase 3, que confirmaba su efectividad[99] de 91.6%, lo que la ubicaba entre las mejores vacunas hasta ahora aprobadas. Pero existen razones de peso para dudar de sus controles de calidad y por ende de su seguridad.

Para empezar, la plataforma tecnológica utilizada en Sputnik V es similar a la de Johnson & Johnson, AstraZeneca y CanSino, todas son vacunas de vectores virales. En la práctica, Sputnik V es la única que hasta ahora utiliza dos componentes distintos, uno para cada dosis. En la primera dosis se utiliza el mismo vector recombinante que emplea la vacuna de Johnson & Johnson, conocido como Ad26, mientras que para la segunda dosis se utiliza el vector Ad5, el mismo que se utiliza en la vacuna de CanSino. La idea del Instituto de Investigación Gamaleya era crear una vacuna de vector viral altamente efectiva gracias a la utilización de dos vectores distintos. Así, se podría solucionar el problema potencial de la vacuna de CanSino, que utiliza el vector Ad5, proveniente de un adenovirus que causa infecciones respiratorias muy frecuentes en algunas partes del mundo como, por ejemplo, el continente americano y que, por lo tanto, una proporción amplia de tales poblaciones tiene inmunidad contra el vector mismo. Al ser inoculado con una vacuna que contiene un vector para el cual se había generado previamente inmunidad a través de una infección, el sistema inmunológico de la persona puede atacar al vector que contiene la vacuna y disminuir, en consecuencia, su eficacia. La idea de los rusos era solucionar esto, utilizando vectores distintos en cada una de las dos dosis recomendadas de su vacuna.

Todo eso está muy bien, el problema es que, en un estudio realizado por autoridades sanitarias en Brasil, se detectó que uno de los vectores utilizados se replicaba en células humanas. Eso puede representar un riesgo potencial muy importante y habla de un control de calidad deficiente en los procesos de manufactura de la vacuna. Los vectores virales que se utilizan para las vacunas se modifican para garantizar que han perdido su capacidad de replicación y esto asegura que ninguna persona recibe vectores que puedan reproducirse una vez inoculados. Que se hayan encontrado vectores con capacidad de replicarse en algunos lotes de la vacuna y en otros no, apunta hacia malos estándares de calidad que terminan traduciéndose en riesgos potenciales a la población y deben ser tomados con mucha seriedad.

En abril de 2021 un comunicado de la Agencia Nacional de Vigilancia Sanitaria (Anvisa) de Brasil indicó que uno de los vectores en la vacuna Sputnik V era capaz de replicarse y de «causar infecciones en humanos, daño orgánico y muerte, especialmente en personas inmunocomprometidas o con problemas respiratorios, entre otras comorbilidades».[100] El comunicado de ese organismo sanitario llegó justamente cuando Brasil atravesaba uno de los peores brotes de COVID-19, sobre todo con la variante P.1, capaz de evadir parcialmente la respuesta inmune. Así, aduciendo dudas sobre su seguridad, fabricación y desarrollo, Anvisa rechazó la vacuna rusa y prohibió su importación a ese país, a pesar de que ya se habían encargado millones de dosis.[101]

Parte de la polémica que luego surgió es que en los estudios clínicos de fase 3, al menos en los datos reportados a la revista científica *The Lancet*, no había evidencia de replicación de virus en esos biológicos. Normalmente, asegurarse de que esto no suceda forma parte de todo proceso de control de calidad en la fabricación de cualquier vacuna.[102] Fueron muchas las voces de la comunidad científica que apuntaron a problemas en el proceso de fabricación de Sputnik, y no en la vacuna misma. Además, no ayudó que el gobierno de Vladimir Putin rechazara de forma airosa las críticas y los estudios que ponían en duda la vacuna. También amenazó con demandar a Anvisa y a una científica canadiense por «dispersar *fake news*». Tampoco ayudó que las autoridades sanitarias de Eslovaquia, casi por la misma época, aseguraran que los lotes de Sputnik que habían recibido no tenían las mismas características y propiedades descritas en la publicación de *The Lancet*.

Hay más: en una evaluación de la vacuna rusa, Anvisa encontró que la seguridad y eficacia del biológico se basaban en datos incompletos, insuficientes e incluso falsos. «Se identificaron defectos en todas las fases de los estudios clínicos», indicó Anvisa, que también reclamó que a los inspectores de esa dependencia que viajaron a Rusia para evaluar la manufactura del biológico se les negara la entrada a las instalaciones del Instituto Gamaleya, donde se produce la vacuna.[103] Este instituto dio una respuesta formal, también con un artículo en *The Lancet*, donde desmintió las acusaciones y afirmó que «es importante notar que la seguridad e inmunogenicidad de la vacuna Sputnik V ha sido confirmada por investigadores en Argentina», el primer país donde empezó a vacunarse con ese biológico.

Como integrante del eje La Habana-México-Caracas-Buenos Aires, en nuestro país primaron los precios y el rechazo a cualquier gasto que supusiera un obstáculo a las megaobras públicas que lidera López Obrador y que considera como sus proyectos prioritarios. El criterio geopolítico —alineado con la Rusia de Putin— también se ha esgrimido en la narrativa del gobierno mexicano que, cada tanto, lanza encendidos dardos contra farmacéuticas «neoliberales»,[104] sin atender los únicos principios que deberían importar en una pandemia: los científicos.

En medio de todo, el confuso viaje de López-Gatell a Argentina, en febrero de 2021, para negociar la provisión de Sputnik, cuando hacía más sentido que viajara a Rusia para esta tarea, no hace más que añadir confusión y opacidad al tema, pues, ¿qué tiene que hacer el subsecretario de Salud con visitas diplomáticas a un país donde en ese momento ni siquiera se estaba fabricando una vacuna? Incluso teniendo en cuenta que, apenas en agosto pasado, se informó que un laboratorio argentino acababa de reunir los fondos para empezar a elaborar la segunda dosis de la vacuna Sputnik V en ese país,[105] López-Gatell tendría que haber visto a pacientes en «la primera línea», esa línea con la que tanto ha insistido para negarle vacunas al personal de salud completo, o sin afectar directamente a hospitales COVID, indicó el doctor Xavier Tello. Pero al subsecretario lo obligaron a viajar a Sudamérica porque supuestamente el gobierno argentino lo iba a conectar con Moscú.

El #VacunaGate: aplicación de vacunas de Pfizer diluidas

Si pensaban que la Secretaría de Salud que presiden Jorge Alcocer Varela (el secretario fantasma, pues el común de la gente no sabe siquiera quién es) y López-Gatell ya había incurrido en todas las vilezas imaginables, se equivocaron. A finales de mayo de 2021 Twitter y otras redes sociales estallaron con quejas de ciudadanos que aseguraban haber sido inmunizados, en dependencias públicas de Ciudad de México, con vacunas Pfizer rebajadas para obtener siete u ochos dosis de un vial que contiene vacuna suficiente únicamente para seis dosis. Lo que sucedió después fue digno de este vodevil que encabezan, desde marzo de 2020, el gobierno de López Obrador, el de Ciudad de México y sus huestes de burócratas.

El primero en responder fue el gobierno de Ciudad de México, que primero negó la acusación, para luego contradecirse y terminar admitiendo el pecado, sumando más confusión al asunto. Así, primero comunicó, por medio de su «tarjeta informativa» emitida el 27 de mayo de 2021, que la Secretaría de Salud de la Ciudad de México (Sedesa) «precisa que solo se pueden aplicar seis dosis del biológico por cada frasco que produce la empresa», ya que la farmacéutica «autorizó a la Cofepris [a] que mediante las agujas ahorradoras se pudieran extraer seis dosis».[106] El detalle es que, en las páginas 9 y 13 de la «Guía técnica de aplicación de la vacuna Pfizer», elaborada por la Secretaría de Salud liderada por Alcocer y López-Gatell, junto con un sinfín de colaboradores y organismos dependientes —un esfuerzo sideral, considerando que la guía tiene apenas 25 páginas—, se especifica que cada frasco o vial de Pfizer sirve para cinco dosis.[107] Ni seis, ni siete, ni ocho. Cinco.

Mientras, no existe documentación alguna que compruebe que Pfizer haya autorizado a Cofepris para extraer seis dosis. Solo la voz de López-Gatell, quien unos 10 días después aseguró, desde el Palacio Nacional, que Pfizer «nos mostró» que si «se utilizan este tipo de jeringas [las llamadas de volumen muerto bajo], se podían obtener seis dosis para el mismo volumen líquido».[108] En su favor, cabe aclarar que el Centro para el Control y Prevención de Enfermedades (CDC) de Estados Unidos publica en su sitio web un documento en el que afirma que con este tipo de agujas es posible «extraer seis dosis de un solo vial».[109] Seis dosis, no siete, ni ocho.

En medio del escandalazo, vino Eduardo Clark, encargado de Tecnología en el gobierno de Ciudad de México, a través de la Agencia Digital de Innovación Pública —que vaya usted a saber qué demonios tiene que decir en materia de salud pública— a agregar más confusión en torno al tema. Así, declaró ante la periodista Denisse Maerker que la inmunización se había realizado «de acuerdo con las indicaciones que nos ha dado el gobierno de México, incluida la posibilidad previa de administrar siete dosis, es algo que depende de la técnica y que nos llegó de las autoridades federales».[110] O sea, este burócrata venía a admitir que se habían administrado, por vial o frasco, no cinco ni seis dosis, sino ¡siete! Y esto confirmado por un miembro del gobierno de Ciudad de México.

Vacunas de aire

Los ¿errores? del gobierno, sin embargo, no terminaron con las vacunas rebajadas. En abril de 2021, en la Escuela Nacional de Ciencias Biológicas Unidad Zacatenco, del Instituto Politécnico Nacional (IPN), un hombre mayor fue grabado con el teléfono de su hijo mientras recibía, por parte de una vacunadora «voluntaria», una inyección vacía.

La Secretaría de Salud de la capital mexicana emitió otra vez uno de esos vergonzosos comunicados, que llama «tarjetas informativas», en el cual decía que la «voluntaria cometió un error» al aplicar el biológico a este hombre mayor, al que «se le ofreció una disculpa para luego aplicar la vacuna de manera correcta». También se comunicó que «la vacunadora voluntaria fue retirada de la célula de vacunación correspondiente».[111] Lo más indignante fue escuchar al presidente decir que todo había sido «una exageración» e incluso se preguntó si no fue [un hecho] «montado», porque «son capaces de todo».[112]

Al mismo tiempo se viralizaba otro video grabado en Sonora, donde una mujer de edad avanzada recibía una inyección vacía. Las autoridades de ese estado del norte del país calificaron el hecho como «una equivocación por cansancio del voluntario».[113] ¿«Vacunadores voluntarios»? Aquí no dejan de resonarme las palabras del doctor Xavier Tello, cuando recuerda a esas enfermeras con décadas de experiencia en vacunación que fueron apartadas del Plan Nacional de Vacunación contra COVID-19, no solo ignorando sus conocimientos y experiencia, sino poniendo en riesgo la vida de quienes deben, desde entonces, someterse al trato de «vacunadores voluntarios», convocados —por distintas universidades de la República— y capacitados en poco tiempo para integrar las famosas Brigadas Correcaminos, el florido nombre que les ha puesto este gobierno para designar a estos 1 000 grupos destinados a inocular contra COVID-19, compuestos por la friolera de 12 personas, de las cuales solo dos han sido capacitadas para inocular biológicos.[114]

Lo mismo se repitió en agosto de 2021, en la ciudad de Morelia, donde una enfermera fue filmada inyectando «aire» a una mujer joven que tenía cita en una dependencia pública para recibir su primera dosis inmunizante. Mientras, las redes sociales eran inundadas con mensajes de personas que se preguntaban qué pasó con los miles o millones de casos de vacunas de aire que no fueron registrados por las cámaras ni desnudados por familiares o los propios ciudadanos que se presentaban a vacunar. ¿Error humano? ¿Qué error humano puede haber al inyectar deliberadamente una inyección vacía?

El mensaje está claro: la gente mayor no se da cuenta, en general, de estas cosas. La gente joven tampoco. ¿Qué son estos casos aislados frente a los «nueve millones de vacunados»? preguntaba cínicamente López Obrador. ¿Su misión? Achicar gastos lo más posible, incluso si esto significa que jóvenes y adultos mayores no queden protegidos ante el virus SARS-CoV-2.

MODERNA: OTRA OPORTUNIDAD QUE SE PERDIÓ

Entre las numerosas oportunidades que dejó pasar el gobierno mexicano figura la vacuna de Moderna: se perdió la oportunidad de tener dosis de Moderna en México antes de que comenzara la campaña de vacunación; esto es, en noviembre de 2020, solo para que unos nueve meses después se terminara comprando la misma vacuna y recibiendo donaciones de esta.

En agosto de 2021 el gobierno recibió lotes de Moderna donados por Estados Unidos —y anunciados con bombo y platillo por el canciller mexicano Marcelo Ebrard—.[117] El colmo fue que, apenas en agosto de 2021, por conducto de su poco seria agencia Cofepris, México aprobó la vacuna Moderna cuando, ya en diciembre de 2020, el estudio de fase 3 de Moderna —realizado por el Instituto Nacional de Alergias y Enfermedades Infecciosas de Estados Unidos, que preside el epidemiólogo Anthony S. Fauci— comprobaba su eficacia y seguridad.[116]

Para que se entienda el absurdo, cabe recordar que el estudio de CanSino de fase 3 no fue publicado sino hasta enero de 2022. Pese a ello, México, a través de Cofepris, la aprobó y se administró a millones de personas antes de contar con tales estudios. Hay otros ejemplos de este tipo de arbitrariedades cometidas por Cofepris. Uno de los más insidiosos, sin duda, ha sido la negativa de aprobar a la vacuna de Pfizer para aplicación en menores de edad de 5 a 11 años, sin importar que la FDA emitió tal aprobación desde octubre de 2021 en Estados Unidos[117] y la EMA lo hizo también en noviembre de 2021 en Europa.[118] La falta de pericia en este tema por parte de la agencia reguladora de medicamentos, Cofepris, en México, está más relacionada con la falta de interés del gobierno mexicano a vacunar a los menores que a un impedimento real para que se otorgue la aprobación. Desde luego, es mucho más sencillo para las autoridades de gobierno tratar de justificar que no se vacunará a ese grupo etario cuando ni siquiera existe la aprobación de la agencia reguladora nacional. Parece que aprendieron bien la lección después de haber aprobado a la vacuna de Pfizer para aplicación a partir de los 12 años,[119] una vez otorgada la aprobación, la población puede ejercer mayor presión sobre las autoridades, incluso a través de amparos, para que se vacune a los pequeños desde esa edad, porque claramente no hay ningún impedimento para que se haga, salvo la necedad del presidente de la República y el subsecretario de Salud de no hacerlo.

Veamos cuánto tiempo más pueden las autoridades de México seguir retrasando la aprobación de vacunas contra COVID-19 en el grupo de 5 a 11 años, cuando ahora está en puerta la aprobación en Estados Unidos y Europa de la vacuna de Pfizer incluso desde los 6 meses de edad.[120]

¿LOS NIÑOS PRIMERO? AHORITA NO...

Cabe destacar que Hugo López-Gatell no ha sido totalmente excluido de las apariciones televisivas: aunque el 11 de junio se despidió con bombo y platillo de sus conferencias diarias, en las que daba un panorama sobre la situación de COVID-19, los martes sigue presentándose en las mañaneras de López Obrador, donde en la sección «El pulso de la salud» habla durante algunos minutos —nunca más de cinco o seis— sobre la pandemia, expone datos generales y justifica los absurdos del día. La cancelación de su *show* diario quizá se debió, en parte, a la información falsa y muchas veces confusa que el funcionario encargado de controlar la pandemia había difundido durante año y medio, y a sus varias metidas de pata ante los medios; pero, sin duda, fue más una decisión estratégica para que, a partir de ese momento, se hablara lo menos posible sobre la pandemia.

Uno de los momentos más ignominiosos del subsecretario López-Gatell —y vaya que ha tenido muchos; ¿cómo olvidar, por ejemplo, aquel de que el presidente es una fuerza moral y no de contagio, entre tantos más— en sus intervenciones de los martes en las conferencias mañaneras del presidente fue la del 7 de septiembre de 2021 cuando dijo, al referirse a los menores de edad cuyos padres buscan vacunarlos mediante amparos judiciales, que «por cada dosis que […] por estas sentencias de amparo se desviaran hacia un niño o una niña cuyo riesgo es considerablemente menor, se le está quitando la oportunidad a una persona que tiene un riesgo mayor y precisamente por eso la salud pública piensa en las poblaciones, porque se piensa en la equidad».[121] Las reacciones indignadas a tamaña estupidez e indolencia, alineada con el pensamiento del gobierno de que hay vidas que valen más que otras (no hace falta sino recordar la desafortunada «Guía bioética de asignación de recursos de medicina crítica», publicada en 2020 por el Consejo de Salubridad General),[122] no se hicieron esperar, por supuesto.

Luego llegó el control de daños para apagar la polémica: la publicación de lineamientos para vacunar a niños de entre 12 y 17 años, que deben cumplir con criterios de «enfermedad» (en realidad, tener un diagnóstico de alguna de las 44 —un número arbitrario, claro— enfermedades dispuestas por el Grupo Técnico Asesor en Vacunación COVID-19, GTAV). Finalmente se decidió vacunar, a regañadientes, a adolescentes con comorbilidades, pero no a los sanos, lo que le da en la torre a la estrategia de inmunidad comunitaria que se busca al vacunar, al menos, a 80% de la población, máxime cuando en Europa, Estados Unidos y Sudamérica hace rato que ya se está inmunizando a este grupo etario.

En suma, hay dinero para megaobras públicas, pero no para vacunar a menores de edad sanos. Recuerden que la vacuna Pfizer siempre estuvo indicada para mayores de 16 años;[123] o sea, se podría haber inmunizado tranquilamente a partir de esa edad a millones de mexicanos que hoy estarían protegidos. ¿Por qué en México no se inmunizó a partir de esa edad? Porque no les dio la gana. «No hay ninguna estrategia allí; solo demuestra que se quería pagar lo menos posible», destaca el doctor Xavier Tello.

Lo más triste de todo esto es que, como ha descrito Tello, México supo ser campeón en vacunación con uno de los programas de inmunización «más ambiciosos del mundo», gratuito y universal, y que incluía «biológicos para 14 enfermedades»,[124] como polio —enfermedad aún endémica en Pakistán y Afganistán—, tuberculosis, difteria, rubeola, tosferina, tétanos, paperas, *Haemophilus influenzae* b, hepatitis B y D, rotavirus, neumococo, virus del papiloma humano —una vacuna cuya aplicación en el sector privado cuesta unos 5 000 pesos por dosis— e influenza estacional. Todo residente en México podía tener acceso a cualquiera de estas vacunas —y a otras que no están incluidas en la lista— de forma gratuita, en cualquier unidad médica familiar del IMSS o del ISSSTE.

«Todos recordamos enfermeras que toda la vida han vacunado y que solías ver en parques, con su hielera, vacunando a cualquier niño que pasara. Me gustaría preguntarles qué piensan ahora al haber sido excluidas del Plan Nacional de Vacunación contra el COVID-19», cuenta Xavier Tello, con su hablar claro, directo y sin tecnicismos.

Esa postal —que se asemejaba a la de algún Estado de bienestar del norte de Europa— duró hasta no hace mucho; para ser exactos, hasta 2018, cuenta este médico egresado de la UNAM, quien se dedica al análisis de políticas de salud pública. Hasta ese año, México incluso pudo darle lecciones a Estados Unidos, que en 2015 tuvo 102 casos de sarampión, mientras que su vecino al sur del río Bravo solo tuvo dos, e importados de Estados Unidos, recuerda Tello en uno de sus artículos, en el que afirma que México no había tenido un solo caso de sarampión autóctono desde 1996, lo que le valió ser reconocido por la Organización Panamericana de la Salud como un país libre de sarampión.[125] Y hace décadas que no hay un caso de difteria.

Pero, en México, toda buena cosa llega a su fin y, a partir de 2018, «en una desafortunada colección de malas decisiones, de manera súbita desaparecieron las campañas de vacunación; esos esfuerzos nacionales que tradicionalmente conjuntaban a las secretarías de salud de todos los estados con las instituciones como IMSS, ISSSTE, Pemex y las Fuerzas Armadas en las famosas Semanas Nacionales de Vacunación, y posteriormente en las Semanas Nacionales de Salud». Al descalabro de los programas de inmunización le siguió el desabasto masivo: primero, «de la vacuna contra el sarampión (triple viral) y que, en una macabra coincidencia, sucedió al tiempo de un brote de sarampión que llegaba desde Estados Unidos», ahonda Tello en uno de sus artículos. Luego faltaron medicamentos oncológicos e insumos… Y cundió «un miedo normal de los padres de familia de acudir a las pocas unidades de salud que daban servicio». Las consecuencias de todo ello, a lo que luego se sumó la pandemia, es un atraso enorme en los esquemas de vacunación en recién nacidos, en niños pequeños y también en adultos.

En los centros de salud hay faltantes de la mayoría de las vacunas de enfermedades prevenibles. «¿A dónde llegará el problema?», pregunta Tello. Nadie lo sabe, porque «como se ha convertido también en costumbre, no contamos con sistemas de seguimiento, bases de datos o reportes que nos digan el estatus del problema en tiempo real. De la misma forma, la comunicación oficial evita el tema, pero tampoco invita a acudir a los centros de salud. El programa de vacunación se encuentra, simplemente, en el olvido».[126]

«Y si este gobierno solo ha pensado en recortar gastos, tendría que pensar cuánto cuesta cada niño con un COVID largo o un síndrome inflamatorio tras su recuperación, o equis cantidad de días en terapia intensiva», señala Tello. ¿La respuesta? Indudablemente cualquier vacuna saldrá mucho más barata que los costos que, para un sistema sanitario al borde del colapso, representa tener a un niño con COVID-19 internado.

Otro tema igualmente importante es que el Programa Nacional de Vacunación contra COVID-19 tiene un único jefe: Andrés Manuel López Obrador, apunta Tello. A diferencia del programa de vacunación histórico, en el que el Consejo de Salubridad tenía injerencia, al igual que los gobiernos estatales —cuyas secretarías de Salud tenían la potestad de comprar vacunas a quien se les diera la gana, el IMSS, el ISSSTE, etc.—, en la estrategia para vacunar contra COVID-19 todo pasa por una sola persona: el presidente.

Los ejecutores son, sigue Tello, las fuerzas armadas —porque, si hay algo que saben hacer los militares, es obedecer órdenes y mover cosas—, mientras quien funge como «el regañador» es López-Gatell. Y allí se termina la cosa.

¿Por qué no hay unidades móviles para vacunar a gente en zonas remotas o a viejitos postrados que no pueden salir de sus casas? «Porque el gobierno no quería perder el control de la vacunación. Ya no se necesita congelar y descongelar la vacuna de Pfizer[127] y, además, nadie debería caminar más de 10 cuadras para vacunarse», recalca Tello. Cuando la jefa de Gobierno de Ciudad de México, Claudia Sheinbaum, vio al inicio del proceso de vacunación el caos que habían desatado las brigadas oficialistas, le avisó al gobierno que ella organizaría la vacunación a cambio de no quedarse con ningún crédito y seguir mencionando a las Brigadas Correcaminos.

En tanto, el gobierno, en plan de acaparar todo el proceso de vacunación —mal hecho, injusto, ineficiente, etc.—, arma una narrativa de un sistema desabastecido y corrupto: «Sí, en la administración del exgobernador de Veracruz hubo un mal uso del dinero, pero de ahí se ha agarrado la 4T para desacreditar sistemas que no eran perfectos, pero que funcionaban», agrega Tello. Como el Seguro Popular, «que, contra lo que muchos creen, no era un seguro, sino una fondeadora de gastos médicos», dice. Cuando un indigente, por ejemplo, necesitaba una prótesis cardiaca, el Seguro Popular se la pagaba. «Se ha tratado de falsear el relato instalando la idea de que se robaron todo en gobiernos anteriores y que el Seguro Popular atendía pacientes, cuando no era así», explica el analista en salud pública. ¿La prueba? «No hay una sola persona encarcelada por corrupción en el sistema de salud», finaliza.

4. Pandemia sin transparencia en los datos

La manipulación del semáforo epidemiológico

La Secretaría de Salud de México quiso usar su propio semáforo epidemiológico como si esa fuera la estrategia por seguir para la contención del virus. Dejar que todo el mundo se contagiara y, cuando todo se saliera de control, ordenar cierres y confinamientos.

Pareciera que su guía de acción fue esperar a que subieran los contagios y el semáforo cambiara para prohibir actividades, cerrar negocios y dictar que se volviera al confinamiento masivo. Seamos claros: los confinamientos no son una estrategia de salud pública, son un recurso de emergencia que debe evitarse a toda costa y al que se recurre solo cuando todas las demás acciones han fallado y la situación sea de tal gravedad que, de no disminuir dramáticamente la movilidad de la población, se pone en riesgo inminente de muerte a miles de personas. Pero los confinamientos son costosos, y no cuestan solo económicamente, sino que también tienen un costo muy elevado sobre la educación, la salud mental, el desarrollo social y la cultura.

Uno de los errores más graves que se ha cometido en muchos países, particularmente de Europa y América, es haber mantenido estrategias deficientes de contención y mitigación de la propagación de los contagios, cambiantes y dependientes de la carga viral que existe en diferentes momentos, con lo cual se vuelve necesario volver a recurrir a los confinamientos por las olas repetidas de contagios y por la carga que esto significa sobre los sistemas de salud.

En cambio, los países del sur y del sureste asiático, así como Australia (hasta mediados de diciembre de 2021), Nueva Zelanda y otros, han dado ejemplos extraordinarios de cómo se puede controlar de manera sostenida la pandemia a través de la implementación permanente de medidas de contención y mitigación, como el uso de cubrebocas, la ventilación de espacios cerrados y la realización de suficientes pruebas diagnósticas para detectar de forma temprana los contagios, incluso de casos asintomáticos, entre otras. Esta ha sido la clave del éxito en esas regiones, ya que al limitar la transmisión del virus de forma permanente, sin importar que la carga viral comunitaria en un momento determinado sea alta o no, han logrado que los repuntes de contagios sean menores y más fáciles de controlar de forma rápida que en otras partes del mundo. A su vez, con esto han evitado casi en su totalidad los confinamientos masivos repetidos. Es decir, la estrategia siempre tuvo que haberse centrado en el control de la propagación de los contagios, en cortar las cadenas de transmisión.

En contraste, en México y en muchos otros países, se siguen estrategias que terminan convirtiéndose en círculos viciosos: cuando hay pocos contagios comunitarios, la gente se quita el cubrebocas y se olvida del riesgo de contagio, lo que lleva irremediablemente a que los contagios vuelvan a escalar y es entonces cuando las medidas preventivas se implementan de nueva cuenta y, en muchos casos, se requiere volver al confinamiento. En esto se basa el semáforo epidemiológico de México. Conforme hay menos contagios en la comunidad y el semáforo pasa por el amarillo o el verde, se hace creer a la población que pueden relajar las medidas preventivas, de ahí que los contagios vuelven a escalar, el semáforo nuevamente pasa a naranja o rojo y esto implica nuevos cierres y confinamientos. Es un círculo vicioso, un método equivocado que irremediablemente lleva a periodos de alto contagio, mayor carga sobre los sistemas de salud y, desde luego, a pérdida de más vidas, porque no considera la importancia de contener de forma permanente la propagación de las infecciones. El semáforo sería un buen instrumento si se usara solo como herramienta informativa, para tener una idea de cómo van los contagios en distintas partes del país, pero no como estrategia de control.

Después de dos o tres confinamientos y cierres masivos —dependiendo de la región del país—, la estrategia fallida que se seguía a través del semáforo epidemiológico tuvo que abandonarse por las profundas afecciones económicas y sociales que cada cierre estaba ocasionando. Pero esto se hizo sin haber implementado alguna otra. En fechas recientes solo se hace de cuenta que hay un semáforo epidemiológico, pero hace mucho tiempo que se descompuso. Con los últimos parámetros que se establecieron para determinar el color de semáforo en las diferentes entidades federativas, ahora el semáforo ni siquiera informa adecuadamente sobre la situación de la pandemia en cada sitio y el cambio de unos colores a otros; en realidad, no lleva a cambios de comportamiento en la población ni a la disminución en la movilidad. Así pues, nos quedamos sin estrategia de control de la pandemia más que la vacunación, que avanza de forma lenta y discrecional, excluyendo a la mayor parte de los menores de edad.

Ya hemos dicho que los confinamientos son una medida de emergencia cuando la diseminación del virus se ha salido de control. La revista *The Lancet* ha publicado varios artículos en los que preconiza que las cuarentenas y otras restricciones extremas no pueden mantenerse en el largo plazo. Estas restricciones apenas ayudan a hacer tiempo para que los países reduzcan la incidencia de la enfermedad y pongan en marcha medidas robustas y sostenibles en el tiempo, con el fin de prevenir y controlar la transmisión comunitaria.[128]

VACUNAS «DE CHILE, DE DULCE Y DE MANTECA»

En el capítulo anterior me referí al sainete de las siete dosis o, para ser más exactos, las dosis diluidas de Pfizer que el gobierno de Ciudad de México por fin admitió haber administrado. Cabe agregar que, a finales de mayo de 2021, en conferencia de prensa, la secretaria de Salud del gobierno de Ciudad de México, Olivia López Arellano, respaldó a Eduardo Clark, encargado de Tecnología del gobierno de Ciudad de México en la Agencia Digital de Innovación Pública y protagonista inesperado del #*vacunagate* de las dosis rebajadas, cuando dijo: «El estándar para Pfizer es de seis dosis, es lo que está probado, pero se pueden sacar siete dosis cuando se tienen agujas ahorradoras, de bajo espacio muerto. Nosotros recibimos 257 000 de estas agujas, no hemos podido recibir más porque hay poca disponibilidad de este tipo de aguja». O sea, como remarca el portal de noticias Animal Político,[129] admitió que se vacunó hasta a siete personas con este tipo de jeringas por cada vial o frasco. Ante estas declaraciones, la respuesta de Pfizer fue que «se mantiene la recomendación de solo sacar seis dosis por cada vial», como bien lo indican los protocolos de manejo de la vacuna.

Después de este #*vacunagate* se abrieron interrogantes que nunca podremos contestar: ¿a cuántas personas se vacunó con viales en teoría suficientes para seis dosis, pero que terminaron vacunando a siete individuos o más? Nunca lo sabremos, porque la trazabilidad parece ser, para este gobierno, una palabra desconocida. Esta estrategia de seguimiento hubiera permitido saber qué lotes y qué marcas de vacunas no han funcionado o han funcionado mejor en la lucha contra la COVID-19.

Mientras que el secretario de Relaciones Exteriores de México, Marcelo Ebrard, se inflaba de orgullo al hablar de «la cartera de vacunas de México», el grave problema logístico y de trazabilidad que vamos a arrastrar con el tema de los biológicos persistirá durante años, hasta que esta pandemia termine.

Llevar un debido registro de vacunación hubiera permitido saber cuántas y qué personas fueron inoculadas con vacunas ineficaces, caducas, adulteradas, rebajadas, con defectos de fabricación. Y esto habría hecho posible darle una solución, al contactar a los recipiendarios de esas vacunas para que se aplicaran un refuerzo, de la misma u otra vacuna. O si estos sujetos volvieron a infectarse, llegando incluso a la sala de cuidados intensivos o a fallecer, se habría podido inferir fácilmente que tal vacuna no estaba funcionando para conferir protección y que era hora de modificar el rumbo y retirarla de la «cartera», como le llama el canciller Ebrard. Tal como se hizo en Chile, donde se administró Sinovac en 93% de los casos y, ante las reinfecciones masivas entre la población, las autoridades sanitarias decidieron aplicar refuerzos a cada ciudadano vacunado con la marca china, pero esta vez con Pfizer o AstraZeneca.

Incluso hay un estudio realizado por el Ministerio de Salud de ese país sudamericano que, en agosto de 2021, publicó la eficacia de cada una de estas tres vacunas para evitar la muerte: 100% para Pfizer y AstraZeneca, y 86.38% para Sinovac. En el caso de pacientes ingresados a unidades de cuidados intensivos, los porcentajes de efectividad fueron, según el mismo estudio, de 89.68% para la vacuna china, 98.29% para Pfizer y 100% para AstraZeneca. Un estudio que habría sido imposible realizar si las autoridades sanitarias chilenas no hubieran seguido un cuidadoso registro de cada persona inmunizada.

Es verdad que en Chile ese registro era más fácil de llevar, puesto que solo hubo tres marcas elegidas para inmunizar a la población: Sinovac, Pfizer y AstraZeneca. Pero en México, esa oportunidad se perdió, así como se escurrieron otras tantas, pues no hay forma de saber qué persona recibió qué vacuna, en qué fecha, con qué lote. Si se supiera esta información a detalle, se podría contrastar con su eventual ingreso a un hospital, una unidad de cuidados intensivos o una morgue. Desafortunadamente, nuestra administración se caracteriza no solo por la falta de transparencia de sus datos, sino por su cinismo. La falta de trazabilidad de las vacunas en México es un problema tan grave que a la fecha es uno de los pocos países en el mundo que no reporta en el plano internacional la aplicación de refuerzos o terceras dosis, ¿acaso saben siquiera cuántas se han aplicado? Considerando además que el gobierno nunca abrió bases de datos al público para poder hacer análisis independientes de la vacunación, ha sido imposible tomar decisiones estratégicas basadas en evidencias que simplemente no existen.

Aviones con mariachis

Durante 2021 el gobierno de México se ha regido cada vez más por la modalidad «ignoremos la pandemia, a ver si así se acaba». Alejandro Cano siguió atentamente desde marzo de

145

2020 las conferencias sobre COVID-19 de López-Gatell, para indagar por qué nunca se explicaba el riesgo verdadero de la enfermedad.

Cano es ingeniero químico y ambiental egresado del Instituto Tecnológico de Massachusetts (MIT) y empezó a escribir hilos en Twitter bajo el título «Guía para que no te engañen». A partir de diciembre de 2020, cuenta el ingeniero Cano, «López-Gatell solo quería hablar de vacunas, no de contagios ni de defunciones. Así que dije "Muy bien, si solo quieren hablar de vacunas, hablemos de eso". Seguí los números de las vacunas y cada vez que López-Gatell decía "Pusimos 200 vacunas, al otro día pusimos 215", yo contrastaba esos números con cuántas habían puesto Chile, Argentina y Brasil». Con la poca información de la que disponía —difundida por las propias autoridades—, escribió varios artículos que se publicaron en el Taller de Datos de la revista *Nexos*. «Como nunca hubo datos abiertos, yo solo podía usar las cifras que daba el gobierno», lo cual especificaba en cada artículo, tomando como cierta la información difundida por el gobierno.

«Si lo que dicen hoy contradice lo de ayer, tomaremos como cierto el dato más actual. El gobierno soltaba información en conferencias de prensa, anunciaba y recibía casi con mariachis cada avión que llegaba con vacunas, entonces yo iba recolectando los pocos datos que había, los subía a un Excel y revisaba si cuadraba. Y empecé a publicar sobre las famosas vacunas en tránsito: cuántas han llegado y no se han aplicado». Así fue como el ingeniero Cano empezó a calcular el inventario de vacunas con que contaba el gobierno, que se llenaba la boca diciendo que, no bien llegaban los biológicos, se aplicaban.

«Hay países como España y Canadá que tienen inventario de vacunas para dos semanas y son muy eficientes aplicándolas. Tampoco está mal que nuestro gobierno posea un inventario para cuatro semanas; lo que está mal es que mientan sobre ello y que digan "las estamos aplicando tan pronto llegan", porque eso es comprobablemente falso con los propios datos que ellos dan», explica.

Desde el inicio de la pandemia, la tarea que se propuso Alejandro Cano fue echar luz sobre las mentiras de la propaganda oficial. «Si ellos [el gobierno] afirman que las vacunas se aplican unas semanas después de recibidas, te voy a demostrar que no, que hay cuatro semanas de inventario o más. Y sobre esos 20 millones de vacunas perdidas sobre las que alertaron los medios en julio de 2021[130] y que hoy se convirtieron en cerca de 40 millones, no hay manera de saber dónde están. Nunca desglosan por marca las vacunas que han puesto y entonces no es posible llevar una cuenta detallada».

Hay formas de echar algo de luz y orden en el caos gubernamental. Por ejemplo, Sputnik se ha aplicado en pocos lugares: en algunas alcaldías de Ciudad de México, en un par de municipios del Estado de México y en uno o dos municipios de Guanajuato. «Por eso era muy fácil llevar un registro de las aplicaciones de la vacuna rusa», explica Cano.

Atento a cada embarque que los medios y el gobierno anunciaban, Cano lo registraba en su tabla de Excel. Así, si arribaba un embarque con equis cantidad de dosis de Sputnik, «la Ciudad de México informaba cuántas había aplicado y la cuenta era fácil de hacer, y demostrar que las vacunas Sputnik que estaban poniendo no podían ser otras que las que habían llegado cinco semanas antes. Porque, en ese caso particular, se ponen en muy pocos lugares», sostiene.

En medio del desorden y la falta de transparencia en los datos, incluso «hubo un momento en que se podía saber cuántas dosis de Sinovac habían aplicado». Estas vacunas chinas se aplican en dos dosis «y la mayor parte de las que habían llegado tenían que quedarse guardadas para después poner una segunda dosis». Según la información que da Estados Unidos, hoy en ese país debe haber 50 millones de vacunas guardadas en farmacias y bodegas esperando ser aplicadas. «Pero tú no oyes al gobierno de ese país diciendo: "Estamos poniéndolas apenas llegan de la fábrica". Aquí, en México, se volvió un tema, simplemente por lo absurdo de la propaganda oficial. Y, además, el gobierno se contradice todo el tiempo, si decían: "Espera tu turno", bueno, ¿por qué me haces esperar si hay 15, 20 o 40 millones de vacunas guardadas en alguna parte?».

Así que Cano no cejó en destacar las contradicciones del gobierno. «Si hubieran vacunado primero a mayores de 65 y grupos de riesgo al mismo tiempo, repartiendo vacunas a todos los centros de salud, el tema de cuántas vacunas han llegado y se han puesto nunca hubiera sido relevante», asegura.

La danza de las ocurrencias

«El plan de vacunación es muy escueto, no hay una estrategia», dice Cano, quien coincide con el diagnóstico de Xavier Tello, «sí hay un documento que recoge todas las recomendaciones de este consejo asesor, donde hicieron varios escenarios como: en qué orden vacunar, si vacunaban por edad, por profesión, y decidieron que iban a hacerlo por edad y a quienes tenían más riesgo, hasta ahí todo muy bien. [...] El problema es que ese plan se encontró con las ocurrencias e improvisaciones que sobre la marcha se fueron haciendo», señala Cano.

Primera ocurrencia: «Hay que vacunar primero a los maestros de Campeche».

Segunda ocurrencia: «Las Brigadas Correcaminos van a hacer todo, lo que complicó las cosas fenomenalmente», relata Cano.

Si se hubiera hecho lo que originalmente había indicado el consejo asesor, México habría estado a la par de lo que se hizo en el resto de Latinoamérica. Ese consejo asesor, cuyo nombre formal en realidad es Grupo Técnico Asesor en Vacunación COVID-19 (GTAV), está conformado por 19 expertos en materia de inmunología, vacunación, infectología, sociología, sistemas y economía de la salud,[131] y ha trabajado desde agosto pasado; sus recomendaciones se han actualizado en nueve ocasiones hasta enero de 2022.[132]

El GTAV —llamado un «externo a la Secretaría de Salud», en el «Documento rector» de la Política Nacional de Vacunación contra el virus SARS-CoV-2—recomienda que la vacunación «no se tome como la única estrategia de mitigación y prevención de la enfermedad; sobre todo en las etapas iniciales, por lo que siempre se deberán mantener todas las demás medidas de contención de la epidemia de probada eficacia, accesibles y factibles para cada grupo específico, que pueden ayudar a dirigir mejor la asignación de recursos».[133]

En la práctica, al gobierno solo le interesó ignorar cualquier medida de contención y mitigación del contagio y vacunar lo imprescindible, lo que le permitiera decir «Yo ya cumplí». Existe también un documento que se llama «Operativo Correcaminos»,[134] en el cual se establece que quien lidera esta estrategia es el presidente de la República. «Y al principio de la vacunación, cuando se decidía en qué municipios se vacunaba, el que palomeaba era AMLO. Él decidía en qué municipios de Guadalajara se vacunaba primero, y así con cada ciudad del país», relata Alejandro Cano.

VACUNACIÓN EN CIUDAD DE MÉXICO

En la capital mexicana fue donde mejor se inmunizó, admite Cano: «La primera semana en que vacunaron con el esquema Correcaminos, [en] Cuajimalpa, Magdalena Contreras y otras alcaldías, fue un caos. Muchas colas, mala atención. Me da la impresión de que Claudia Sheinbaum se dio cuenta y pidió que la dejaran organizar la vacunación a ella; se comprometió a seguir elogiando al gobierno, a los correcaminos y a los siervos de la nación, y, salvo algunas jornadas, estuvo bastante bien organizado, acortaron bastante los tiempos de espera, pero siempre bajo este esquema absurdo: según en qué alcaldía vives te toca la vacuna rápido o te toca esperarte dos o tres meses. La premisa fue: se vacuna por alcaldía».

Es comprensible que no tengan vacunas suficientes para inmunizar a todos al mismo tiempo, a todos los de 18 a 30 años en la ciudad, «pero entonces vacunen a todos los de 27 a 30 y, cuando acaben, a los de 24 a 27. Pero, en lugar de eso, se instauró la idea de que vacunar por municipio es lo correcto, porque la sociedad nunca les demandó otra cosa. Como borreguitos, esperamos nuestro turno», continúa Cano.

Y eso tendrá consecuencias serias, porque el Plan Nacional de Vacunación no contemplaba la aplicación de refuerzos, ni terceras dosis ni vacunas a rezagados, sino hasta su última versión de enero de 2022. Porque, para el gobierno, este plan iba a terminar cuando se concluyeran las jornadas de vacunación, según su cronograma por municipios. «Si alcanzaste a vacunarte o no, no tiene importancia para ellos. "Ya cumplimos" es la medalla que ellos quieren colgarse. Ha habido estados donde la cobertura ha sido más baja, no ha habido curiosidad por saber las causas, ni intención de volver a vacunar a los rezagados. Las brigadas iban a un municipio, uno o dos días, a vacunar. Pero, si no te enteraste, si no tenías forma de moverte a la cabecera municipal donde estaban inmunizando o si tenías que trabajar, perdiste tu oportunidad. Y no hubo manera de subsanarlo, porque no podías ir a otro municipio y decir: "Oiga, no pude vacunarme, ¿me puedo vacunar hoy?"», puntualiza el ingeniero Cano.

Este no es un esquema eficiente para atender a rezagados; podrían haber implementado un sistema híbrido: dejar vacunas en diferentes centros de salud del país para los que por alguna razón no alcanzaron a inmunizarse con las brigadas. Aunque eso implicaba más gastos para una administración que parecía solo querer enfocarse en un aeropuerto, una refinería y un tren.

Sin trazabilidad

Tampoco hay curiosidad por saber si las diferentes vacunas tienen la misma efectividad. Parece que a nadie le interesa saber si hubo gente vacunada con biológicos defectuosos o caducos, ni dar la oportunidad a estas personas de volver a inmunizarse, lo que contrasta con la estrategia que siguieron otros países en desarrollo, como Indonesia, Chile, Uruguay, Filipinas y Turquía, entre otros.

Todos estos países compraron las vacunas que pudieron —chinas, en su mayoría—, pero hicieron sus estudios para cada una de ellas, dieron seguimiento y las contrastaron para determinar, por ejemplo, qué porcentaje de los vacunados con Sinovac se contagió en comparación con los que recibieron AstraZeneca y Pfizer. Y así fue como, en países como Chile, los refuerzos para Sinovac con Pfizer o AstraZeneca se pusieron antes que en países de Europa, porque se comprobó que muchos de los que habían sido inoculados con Sinovac terminaban hospitalizados por COVID-19.

La falta de seriedad es lo que ha caracterizado a México durante la pandemia desde el día uno, en todo: desde la información referente a la vía de contagio del virus o al uso del cubrebocas. «Y, ahora, el interés por las vacunas y los vacunados es simplemente político, se trata de decir a la población: "Ya cumplimos, ya terminamos". Y cualquier cosa que implique dosis extra no contempladas inicialmente es un dolor de cabeza… Todo lo que sea adultos mayores o inmunocomprometidos, o los vacunados con Sinovac o CanSino, significa un ruido en la logística», enuncia Alejandro Cano.

Si hay vacunados con CanSino que necesitaban un refuerzo seis meses después de recibir la dosis inicial, el gobierno dice «¿Y a mí qué?». Se lavó las manos y no consideró la aplicación de esos refuerzos sino hasta que habían pasado, para muchos, más de 10 meses. Quizá nunca sabremos para cuántos ese retraso hizo la diferencia entre vivir y morir. «Desde el día uno de la pandemia, antes de que se conociera la mortalidad de esta enfermedad, se trazó en México un plan y nuestro gobierno, que es más infalible que Dios, no escucha nada que lo contradiga. Lo estamos haciendo bien y no me interesa ninguna información que contradiga mis supuestos», se lamenta el investigador.

EL REZAGO EN LOS DATOS

Si hubiera existido un interés genuino por parte del gobierno en implementar una estrategia de control de la pandemia basada en evidencias, se habrían esforzado, antes que nada, en mejorar la calidad de los datos. Pero estamos por cumplir dos años de pandemia y si acaso algo ha cambiado es que cada vez hay menos transparencia en el manejo y la difusión de datos. El retraso en la información beneficia a las autoridades, puesto que de esta manera es más fácil controlar la narrativa de «todo va bien, vamos bien, ya domamos la pandemia». «Un rezago tan amplio en los datos siempre da la impresión de que hay una tendencia a la baja en la parte final de la curva. Pero, en el resto del mundo, a las gráficas que están incompletas debido a un rezago en los datos se le pone un cuadrito azul, que indica que esos datos están incompletos», explica el ingeniero Alejandro Cano. Aquí, en México, los datos que presentan las autoridades han sido pura narrativa y propaganda.

El problema no solo está en el plano ético: recibir información veraz y actualizada es un derecho de todos los ciudadanos. En el plano científico, la recolección y el tratamiento de la información es crucial para el manejo de una epidemia. Si no hay datos veraces y actualizados, cualquier estrategia de contención del virus será ineficaz. Así lo afirma un reciente estudio realizado por investigadores del Instituto Tecnológico Autónomo de México (ITAM) que, concentrado en la pandemia en México, demuestra que el comportamiento y la evolución de la crisis sanitaria es considerablemente diferente cuando las cifras de muertes se presentan por fecha de reporte, en lugar de la fecha del fallecimiento, debido a retrasos importantes en las notificaciones. En la práctica, este estudio prueba que las demoras en el reporte de infecciones y de muertes conllevan respuestas individuales más lentas y, consecuentemente, peores resultados epidemiológicos. En suma, se argumenta que dichas demoras en los reportes de fallecimientos por COVID-19 modifican la conducta de la ciudadanía y aceleran la transmisión del virus.[135]

ACTAS DE DEFUNCIÓN: «PONGA LO QUE LE PAREZCA»

En el capítulo 1 de este libro expliqué qué es el exceso de mortalidad y cómo se mide, contando el número de fallecidos por todas las causas en un lapso determinado y comparando esa cifra con las muertes esperadas en el mismo periodo, de acuerdo con las muertes observadas en años previos. Debido a la pandemia, la mayor parte de los países en el mundo registra exceso de mortalidad desde 2020. Aquellos que han manejado mejor la pandemia tienen poco exceso de mortalidad, con periodos en los que no se observa e incluso, en algunos casos como Japón, Taiwán, Australia, Corea del Sur y Nueva Zelanda, que han tenido poca pérdida de vidas por COVID-19 y cuyos sistemas de salud no se han visto desafiados como en otros países, no se registra exceso de mortalidad durante toda la pandemia.

En México este no es el caso, pues, al igual que en países como Perú, India, Estados Unidos, Rusia y Brasil, el exceso de muertes ha sido atroz y ha permanecido por arriba de 40% de las muertes esperadas durante toda la pandemia.[136] En ese rubro, México es un caso *sui generis* porque, además de tener un exceso de mortalidad muy alto, aquí, en lugar de contar con dos cifras, el gobierno maneja tres. Primero: la cifra oficial de defunciones confirmadas por COVID-19. Segundo: el exceso de mortalidad total, al igual que en el resto de los países. Tercero: las cifras de las actas de defunción, que son ignoradas por el gobierno a pesar de que dan el número más real de la gente que ha muerto directamente por COVID-19. Lo grave es que, a la fecha, no ha habido una corrección de la primera cifra (defunciones confirmadas oficiales) con la tercera (actas de defunción registradas que especifican COVID-19 como causa de muerte).

De acuerdo con Arturo Erdely, doctor en ciencias matemáticas de la UNAM, para las estadísticas no es relevante la causa de defunción. O sea, en el conteo de fallecidos, «no hay diferencia entre alguien que haya muerto por COVID-19 y otro que falleció por un infarto porque no se pudo atender debido a que los hospitales estaban saturados. Ambas personas murieron como resultado de una situación que se llama epidemia». Las dos fueron víctimas de la pandemia, pero una de ellas no lo fue directamente del virus SARS-CoV-2, que es lo que se reporta internacionalmente. El único indicador fiable de cómo va la pandemia no es el número de casos, sino el de muertos.

«¿Alguna vez te tocó presenciar la firma de un acta de defunción a cargo de un médico legista?», pregunta el también actuario. «Pareciera gente mal preparada, que te pregunta qué es lo que quieres poner en la causa de muerte. Mi mamá murió en casa y el médico preguntó de qué había muerto. "No sé, usted es el médico". "A ver, ¿cuáles eran sus antecedentes?", intenta el médico. "Pues sufría de tal y tal", le digo. "Ah, bueno, entonces vamos a poner esto", responde. "Oiga, pero a mí no me da certeza lo que usted ponga en el acta". "Bueno, si a usted no le parece, entonces habrá que hacer un proceso más complicado. Un peritaje. Van a pasar varios días, el costo de la autopsia y, como hay mucho trabajo, el hecho de que usted insista se puede tomar como que usted tuvo algo que ver". Hasta me empezó a ver como culpable de la muerte de mi mamá… Finalmente le dije que pusiera lo que él considerara. Por eso, cuando me hablan de las causas de muerte que figuran en las actas, mi primera reacción es preguntar: "¿Has visto alguna vez ese procedimiento?". Y el insumo para esas estadísticas es el análisis de lo que quedó redactado en un acta de defunción hecha por un profesional no preparado para esa función. Y si a los deudos les convenía que pusiera como causa de muerte COVID-19, se ponía, porque tal vez iban a cobrar algún apoyo del gobierno», apunta Erdely.

En este punto cabe destacar que, durante algunos meses de 2020, el gobierno de Ciudad de México instauró unos subsidios para los sepelios de víctimas de COVID-19. En el ámbito federal, el Sistema Nacional para el Desarrollo Integral de la Familia (DIF) instauró también un plan de apoyo a deudos de fallecidos por COVID-19. Para inicios de abril de 2021, el IMSS informaba que, en el marco de ese subsidio, en el portal de internet www.deudoscovid.gob.mx se habían recibido «233 736 solicitudes» para recibir ayuda de gastos funerarios.

«Cada apoyo consta de 11 460 pesos», informaba por entonces Zoé Robledo, director general del IMSS, y que las entidades federativas con más solicitudes eran, para ese entonces, «Estado de México, Ciudad de México, Veracruz, Nuevo León y Jalisco»:[137] «Los servicios de este apoyo contemplan el rescate del cuerpo de la persona fallecida, su traslado del lugar donde haya sucedido el deceso a la agencia funeraria o, en su caso, del domicilio a donde se realizará la tanatopraxia (embalsamado básico y preparación del cuerpo), excepto cuando se trate de personas infectadas por COVID-19, en donde solo se realizará el servicio de preparación del cuerpo; velación (el solicitante puede optar por servicio en domicilio o en capilla), inhumación o cremación».[138]

Hecha esta acotación, continúa el experto en estadística: «Por el contrario, a los que no les convenía que en el certificado de defunción se pusiera COVID-19, ponían otra causa. Hay que tener en cuenta que disponer del cuerpo y cremar a una persona con COVID-19 cuesta más caro en algunas funerarias, y que en muchas funerarias hay retrasos en las cremaciones por COVID-19, así que hubo familias que, para que el trámite no se atorara, ponían otra causa de fallecimiento. O parientes que querían velar al muerto, lo que por algún tiempo estuvo prohibido en casos de muerte por COVID-19; entonces, bueno, ya saben, se ponía otra causa de muerte…».

En suma, añade Erdely: «Conociendo cómo se levantan esas actas y la clase de personas que las levantan, para un análisis de la pandemia el dato de la causa de defunción, sea COVID o muerte asociada a COVID, no me dice nada. Para mí, el único dato importante es el número de muertos en tiempos de pandemia, las muertes en exceso. Y se sabe que hay funcionarios de gobierno que, para bajar el elevado número de muertes por COVID-19 de personal médico, indican otra causa de muerte en el certificado de defunción. O sea, hay una tendencia en centros de salud públicos a no poner COVID-19 como causa de muerte».

A pesar de los problemas que puedan o no tener las actas de defunción por las circunstancias propias de México en la forma como las causas de muerte se dictaminan *in situ*, continúan siendo la forma más precisa de tener una cuenta de las vidas que se han perdido durante la pandemia. El hecho de que las autoridades elijan utilizar la cifra menos precisa para el recuento «oficial» de las muertes, teniendo a la mano el número más exacto proveniente de los reportes —también oficiales, emitidos por el propio gobierno de México— del exceso de mortalidad, habla no solo de la falta de transparencia en el manejo de los datos de la pandemia, sino que, además, ha generado una continua confusión entre la población y los medios de comunicación sobre el costo real en pérdida de vidas que la pandemia ha provocado en México.

Al cierre de este texto, el último reporte de exceso de mortalidad disponible cubría hasta el 1° de enero de 2022 (semana epidemiológica 52/2021) y registraba 667 240 muertes en exceso por todas las causas, de las cuales solo 299 525 habían sido registradas en las cifras oficiales de COVID-19 de la Secretaría de Salud, 162 036 eran muertes «asociadas» a COVID-19; es decir, defunciones que registraban la enfermedad por el virus

SARS-CoV-2 como causa de muerte en las actas de defunción; en total, 461 561 muertes por COVID-19. La diferencia con la cifra total de exceso de mortalidad de 205 679 defunciones, marcadas como «por diversas causas» en el reporte, corresponde a personas que murieron no por COVID-19, pero sí a consecuencia de la pandemia; por ejemplo, por tratamientos o cirugías que no pudieron llevarse a cabo debido a que los servicios de salud estaban saturados atendiendo casos de COVID-19. En cualquier caso, todas —las 367 715 personas fallecidas que las cifras oficiales en México no cuentan— fueron víctimas de la pandemia y del manejo negligente que las autoridades mexicanas han dado a la misma.

MENTIRAS Y MALA CONTABILIDAD

En la base de datos abiertos de casos y defunciones por COVID-19 de la Secretaría de Salud de México «les faltó una columna muy importante, que es la de las fechas de alta de los pacientes hospitalizados, para saber cuánto tiempo permanecieron internados. Solo contamos con la fecha de ingreso a la unidad de salud», indica el doctor Erdely.

Y añade que habría sido útil, así como hay una columna de pacientes con comorbilidades infectados, tener el dato de los que se infectaron estando vacunados con esquemas parciales o completos y fueron admitidos en un hospital. Al momento en que se ingresa a la unidad con signos de COVID-19 hay que saber si estaba inmunizado o no. A lo mejor sí lo hacen, sí se pregunta esto, pero «no son datos abiertos», apunta el matemático de la UNAM. Y agrega que tiene colegas que «presumen que sí tienen acceso a "más columnas, más datos". Lo que ocurre es que se han firmado convenios con centros de investigación, previa firma de acuerdos de confidencialidad. O sea, en la práctica, estos datos no se comparten. No quieren que alguien los analice y arme lío. Entonces se los dan a centros de investigación que publican *papers* en revistas que pocos leen. Y se le da un *input* al gobierno», explica Erdely.

La contratación de vacunas la hizo la Secretaría de Relaciones Exteriores, y la aplicación de vacunas, la Secretaría de Salud. El primer organismo da la información del arribo del biológico, mientras que la segunda difunde lo concerniente a la cantidad de vacunados. Esta información, recogida y difundida por separado, puede dar lugar a errores. Así, ocurre últimamente que están «desvacunando gente», señala Erdely.

En realidad, explica el matemático, ha bajado el número de vacunados con esquema completo. «¿Qué te dice eso? Que estaban dando información inflada y que luego ven que han aplicado menos esquemas completos de los que tenían. Es un sistema de contabilidad ineficiente que estaba haciendo aproximaciones burdas que no coinciden con los certificados de vacunación que se emiten. Y si también tienen aproximaciones toscas de las vacunas que recibieron... A ver, a lo mejor recibieron mucho menos, pero reportaron que recibieron más. Porque eso esperaban, porque eso anunciaron, y porque a este gobierno no le gusta admitir que se equivocó».

Erdely insiste: «Se fue creando una diferencia muy grande. Esos 18 millones de vacunas no aplicadas que a finales de 2021 y principios de 2022 llegaron a ser más de 50 millones, no se perdieron ni fueron robadas. Simplemente no existieron. Y no lo van a reconocer públicamente porque eso tendría costos políticos».

«Ahora dicen que van por 33 millones de vacunas en tránsito…, pero hay que pensar lo que le costaría a cualquier gobierno mantener más de 30 millones de vacunas en tránsito, a diario. Porque no han dicho que están en bodega, sino en tránsito, lo cual encarece todo aún más, por las cadenas de frío, incluso las vacunas que no requieren congelación —aunque Pfizer no necesita guardarse a temperaturas extremas, como sucedía al inicio de la vacunación—».

«Hay que imaginar los costos de mantener estas dosis frías y circulando por todo el territorio nacional. ¡Lo que eso cuesta! Por eso, repito, decir eso es un invento, al igual que las famosas 18, 20, 30 o más millones de dosis perdidas. Que seguramente nunca existieron, nunca llegaron. Y fueron, sencillamente, producto de una mala contabilidad, que por esto del *austericidio* corrieron a todos los asesores y expertos, hubo gente que renunció antes de que entrara en vigor el recorte de salarios… Muchas dependencias quedaron descabezadas, con personal operativo que pasó a dirigir áreas sin tener idea de lo que estaban haciendo. Son todos esos errores que vemos, reportes no automatizados, *copy* y *paste* de números que no hacen ningún sentido. Y luego van a inventar no sé qué maroma para ya matar esa diferencia».

Lo mismo ocurrió a finales de octubre: de repente informaron de un brinco que, de un día para otro, resultó en siete millones de personas vacunadas. Un número imposible. Eran los cuatro millones que se sumaron a los de esquema completo, porque evidentemente una persona que se vacuna por primera vez no entra de manera directa en la casilla de esquema completo, salvo en los biológicos de una sola dosis. Pero la mayoría de los que se sumaron a la casilla de esquema completo, que fueron cuatro millones, debían provenir de los que tenían esquema parcial. Haciendo el cálculo, eso daba más de siete millones de personas vacunadas de un día para el otro. O es un rezago en la información, o un invento.

Toda esa negligencia gubernamental le recuerda a Erdely «esas entrevistas a asesinos confesos, que al contar sus primeros pasos en la vida criminal dicen que lo más duro es matar al primero. Pero que, ya luego del primero, matar se vuelve algo rutinario. Lo mismo aquí: lo más duro para el gobierno fue echar la primera mentira. Pero, ahora, habiendo dicho tantas mentiras, ya da igual. Y con las mentiras de vacunación se sienten más cubiertos porque no hay datos abiertos. Y pueden hacer lo que quieran», porque no hay forma de corroborar. Aquí Erdely propone: «Sí hay una forma de corroborarlo: se puede hacer una encuesta nacional para saber realmente qué porcentaje de la población está vacunado. Con una muestra tamaño 10 000, se podría calcular cuánta gente está inmunizada a nivel nacional, dividida por edad, sexo, cantidad de dosis recibidas, entidad federativa, etc. Una encuesta que podría costar unos 10 millones de pesos aproximadamente, que puede ser afrontada por cualquier grupo empresarial. Los mismos que suelen destinar grandes sumas para costear encuestas para conocer preferencias electorales».

Al principio de la pandemia, los primeros errores del gobierno fueron los más gruesos porque, en la segunda etapa, ya eran más expertos en el uso de mañas. Y se negaron a incorporar nueva evidencia científica que iba llegando. A pesar de su comprobada ineficacia para disminuir los contagios por el virus, las instituciones gubernamentales siguen exigiendo el «tapete sanitizante». Lo mismo pasó con la vacunación: «Cuando lleguemos a 70% de la población vacunada, esto se termina». Pero ahora el cálculo es distinto, porque llegó la variante *delta* y después *ómicron*, que son las más transmisibles que hasta ahora conocemos, las más contagiosas y las que enferman a quienes no están vacunados o tienen un esquema de vacunación incompleto.

Se pensaba que esa inmunidad conferida por las vacunas iba a ser más larga, pero resultó no ser así. Y, pese a eso, la estrategia en el gobierno es la misma que al principio de la pandemia: no importa que lleguen nuevos datos y evidencia que obliguen a rectificar y a hacer ajustes. No importa nada, en realidad: el plan estaba hecho desde enero de 2020, lo dijo el mismo López-Gatell. Y es la misma estrategia para toda la pandemia, cueste las vidas que cueste.

LA CRUZADA DE MARIO Y LAURIANNE

En 2020, en México, Mario Romero Zavala y Laurianne Despeghel protagonizaron, a costa de un gran esfuerzo y tiempo personal, el único intento proveniente de la sociedad civil por realizar un análisis independiente del número real de víctimas mortales de la pandemia.

En lo personal, quedé muy impresionada con la historia de estos dos profesionales. Ellos se juntaron para arrojar luz sobre el exceso de mortalidad, una cifra que, hasta que ellos empezaron a publicar en el Taller de Datos de la revista *Nexos*, no existía en ningún reporte difundido por el gobierno.

Por supuesto, este dato debió haber sido recogido, analizado y publicado por instancias gubernamentales, las cuales no solo no hicieron su trabajo para impulsar la transparencia de estos datos, sino que no ayudaron a quienes sí tenían la intención de hacerlo. Peor aún, cuando ellos empezaron a publicar en 2020 la elevada cifra de exceso de mortalidad de Ciudad de México, derivada de la pandemia, lo que hicieron las autoridades fue ponerles obstáculos y entorpecer sus esfuerzos hasta que a Mario y Laurianne no les quedó más que finalizar los reportes que habían estado actualizando constantemente desde que iniciaron sus análisis.

Este joven ingeniero en *software* para la industria financiera se lamenta de que sus esfuerzos y los de Laurianne hayan sido derrotados por «la aplanadora» de la propaganda oficial. Así y todo, sabe que contribuyó con «algo importante para la sociedad mexicana, usando mis habilidades». Experto en el análisis de datos, este joven yucateco recuerda cómo, cuando en marzo de 2020 la televisión empezó a mostrar las imágenes de muertos en geriátricos italianos, «comencé a obsesionarme con el tema; se me hacía, además, curioso que *The New York Times* afirmara que la gente moría con COVID-19, pero no de COVID-19».

En esa misma época, cuando el periódico británico *The Financial Times* empezó a demostrar «claramente que hay más gente muriendo que en épocas prepandémicas», Mario comenzó a prestar atención a los medios nacionales. «López-Gatell decía cosas opuestas a lo que yo estaba entendiendo: afirmaba que este virus era una influenza y que no iba a cerrar las fronteras», comenta.

Mientras, Laurianne, una joven economista nacida en la ciudad francesa de Orleans y residente en Ciudad de México desde hace siete años, observaba que en las bases de datos de la Secretaría de Salud «había cosas raras: gente fallecida por COVID-19 hacía 10 años». Preocupados porque veían que el gobierno no le daba la importancia que en otros países se le prestaba al SARS-CoV-2, este programador experto en criptodivisas y la consultora en economía se incorporaron a un grupo de WhatsApp integrado por tuiteros unidos por la misma inquietud.

«Empezamos a graficar casos sobre la mortalidad y la letalidad de la enfermedad en México, con base en la poca información que había disponible», cuenta Mario. Junto a Laurianne, a quien conoció en ese grupo, «tratábamos de entender lo que estaba pasando. Nunca pensamos en publicarlo. Lo que sabíamos era que los muertos eran muchos más que los publicados; luego comprobamos que eran cuatro veces más. Si el gobierno decía que había 2 000 muertos por la pandemia, el número real era 8 000. Y que esa cifra de exceso de muertos había comenzado a subir en marzo de 2020».

Los motivó «saber cómo iban las cosas realmente en la pandemia; cuando veíamos los datos de otros países, notábamos que había un subregistro de muertes en México», cuenta por su parte Laurianne, quien ya conocía sobre excesos de mortalidad cuando se ocupó del tema en 2003, durante la gran ola de calor que afectó a Francia en el verano de ese año y que provocó la muerte de «15 000 viejitos en dos semanas», recuerda.

Para calcular el exceso de mortalidad que no publicaba el gobierno, ambos se pusieron a buscar datos de defunciones en 2020, pero solo contaban con las estadísticas publicadas por el Inegi en 2018. Una casualidad los llevó a encontrar en la web la base de datos del Registro Civil de Ciudad de México. Con eso vieron que podían tener acceso a las actas de defunción de personas fallecidas en la capital y estimar el exceso de mortalidad que en el gobierno nadie estaba calculando.

En la página de consulta había que poner «año de registro, juzgado civil y número de acta», cuenta Laurianne. Como no tenían esos datos, para conseguir el número de actas de defunción y luego calcular el exceso de mortalidad en Ciudad de México su metodología de búsqueda primero fue manual. Sabían que cada año empezaba con el acta de defunciones número uno, y que había 35 juzgados civiles encargados de registrar actas de defunción. Sin embargo, durante el periodo de la pandemia, solo operaban siete juzgados, a los que se sumaba el juzgado central. Entonces, a ciegas, fueron buscando los folios correspondientes a las actas de defunción de cada año, que empezaban invariablemente con el número uno.

«Con el número total de folios obtenías el número total de actas de defunción, o sea, un folio equivalía a un deceso», explica Mario. «Por ejemplo, empezábamos con el juzgado número uno y le adjudicábamos 10 000 folios. Si eso no arrojaba resultados, poníamos 5 000 folios. Eso para calcular cuántos folios, o sea, cuántas actas de defunción había emitido ese primer juzgado por semana». Ayudó el hecho de que las actas de defunción no estuviesen mezcladas «con las de matrimonio o nacimientos, puesto que vimos enseguida que el sistema de foliado era diferente para esos dos últimos», revela Laurianne.

Al ver que hacer estas búsquedas de forma manual era un proceso que llevaba demasiado tiempo, Mario desarrolló un sistema automatizado de búsquedas binarias a partir de la información publicada en el sitio web del Registro Civil. De noche, «y sin entorpecer el tráfico ni el funcionamiento del portal del Registro Civil», recalca Mario, el *software* buscaba las actas de defunción emitidas en Ciudad de México y con eso calculaban el exceso de mortalidad de cada semana.

Para saber si su metodología era la apropiada, Mario y Laurianne calcularon, con base en los datos del Registro Civil, el exceso de mortalidad del año 2018, que era lo último publicado oficialmente al respecto. Cuando vieron que su cálculo era el mismo, procedieron a calcular el exceso de muertes para

2019, 2017 y 2016. Una vez más, la diferencia entre sus cálculos y los del Inegi era de apenas 1%, así que estaban en lo correcto.

El primer artículo firmado por ambos fue publicado en el Taller de Datos de *Nexos* el 25 de mayo de 2020, con el título «¿Qué nos dicen las actas de defunción de la CDMX?». Allí estimaron que entre el 1° de enero y el 20 de mayo de 2020 «se emitieron 8 072 actas de defunción más que el promedio de actas emitidas entre enero y mayo de los últimos cuatro años». Esta cifra incluía «no solamente a las personas que fallecieron de COVID-19 y fueron identificadas como tal por medio de una prueba, sino también a aquellas que fallecieron por otras causas. Dentro de las últimas, están los fallecidos indirectos por la crisis sanitaria del COVID-19 que no pudieron ser atendidos en hospitales saturados o padecieron la falta de acceso a un tratamiento para otra enfermedad, o no acudieron a hospitales por temor a contagiarse (por mencionar algunos). Por otra parte, considerando las medidas de contingencia y las instrucciones gubernamentales de guardarse en casa, es probable que los decesos por accidente de tránsito, por ejemplo, hayan disminuido, lo que llevaría a una ligera subestimación del exceso de mortalidad directamente relacionada con la pandemia», escribieron.[139]

El artículo estimaba que, para abril de 2020, la mortalidad en Ciudad de México tuvo un exceso de 37%, o sea, fue 37% superior al promedio de los cuatro años anteriores. También escribieron «que para finales del mes de mayo el número de actas de defunción en la Ciudad de México habría sido

120% mayor al promedio de años previos».[140] Se trataba de la primera estimación disponible hasta entonces del exceso de mortalidad registrado en la capital mexicana derivado de la pandemia.

Para dejar en claro el aporte de Mario y Laurianne, hasta que ellos no lo calcularon, México no tenía ningún reporte de exceso de mortalidad derivado de la crisis sanitaria, cuando la mayoría de los países del mundo sí lo estaba calculando y publicando. Para transparentar aún más su investigación, Laurianne y Mario publicaron en Nexos el código con el que el joven programador había desarrollado el sistema de búsqueda binaria automatizada.

El artículo se viralizó en cuanto se publicó. Fue una bomba, literalmente.

Las siguientes actualizaciones del exceso de mortalidad y su publicación en el Taller de Datos se enriquecieron con los aportes de tuiteros y usuarios de redes que fueron informando a la consultora en economía y al ingeniero en programación sobre procedimientos que ellos desconocían: por ejemplo, que el juzgado central, o «Cero», como vieron que había que llamarlo para que la búsqueda arrojara resultados también para esta dependencia que centralizaba las actas emitidas por los juzgados móviles fuera de las funerarias.

Así fue como vieron que, en el primer artículo publicado en *Nexos*, «teníamos un subregistro, puesto que no habíamos considerado al Juzgado Cero, como alguien nos sugirió al leer nuestro reporte, y fue lo que corregimos en nuestras siguientes búsquedas y artículos», relata Mario. Otros factores que aprendieron para tener en cuenta fueron las fechas: una para el acta, otra para el registro de la muerte y otra fecha para la defunción. También descubrieron que, una vez emitidas, las actas de defunción de Ciudad de México eran publicadas en el portal del Registro Civil con un retraso de entre uno y 14 días. «Lo interesante es que en las bases de datos de la Secretaría de Salud hay retrasos de hasta 12 semanas, mientras que en el Registro Civil de la capital mexicana el retraso máximo es de 14 días», indica Mario Romero Zavala.

Otro aspecto para destacar es que tanto la Secretaría de Salud como el Inegi tienen acceso a los datos de mortalidad en todo momento, porque esas actas de defunción existen tanto en versión impresa como en formato digital, ya que «desde hace un tiempo tienen un proceso de digitalización de actas», recuerda Mario. Pero el gobierno no hizo nada por calcular el exceso de mortalidad, algo que con sus recursos les hubiera tomado poco tiempo. Y más interesante aún es que «cuando empezaban a bajar los picos de infecciones por COVID-19, se actualizaban las bases de datos oficiales, pero no cuando los contagios iban en aumento», destaca Mario.

SABOTAJE

Dos días después de la primera publicación en *Nexos*, en mayo de 2020, las autoridades mexicanas introdujeron en el sitio web del Registro Civil un *captcha*, esas medidas de seguridad que surgen de forma automática en algunas páginas web para distinguir entre usuarios humanos y computadoras, y que se caracterizan por sus pruebas de autenticación pregunta-respuesta (el usuario debe responder preguntas del tipo «haz clic en las imágenes en las que hay semáforos, o coches o montañas»).

Con el *captcha*, el *software* de Mario ya no podía hacer búsquedas de noche, como hasta ese momento. Así, fue imposible que Despeghel y Romero Zavala pudieran actualizar de manera automatizada las cifras de su análisis. No obstante, decidieron continuar el análisis de forma manual, a pesar del tiempo que esto les llevaba, y durante los meses siguientes publicaron 16 actualizaciones de estas cifras. «Desde la semana 52, la Ciudad de México es la única de este comparativo, y probablemente en el mundo, con un registro por encima de las 6 000 muertes en exceso por millón de habitantes», escribieron en el último artículo que publicaron, en febrero de 2021.[141]

«La intención de poner un *captcha* fue obviamente sabotear la investigación porque en *Nexos* y en redes sociales habíamos explicado cómo hacíamos para hacer el cálculo sin saturar al sistema del Registro Civil», cuenta Mario. Como «romper el *captcha* requería un *software* costoso y nosotros no queríamos que nadie financiara nuestra investigación, seguimos haciendo el cálculo de exceso de mortalidad de forma manual, como al principio», señala por su parte Laurianne.

«Continuamos haciendo la búsqueda manualmente, en una hoja de Excel», cuenta Mario. De parte de las autoridades, recuerda, «nunca hubo comentarios. López-Gatell llegó a decir algo así como que nuestros reportes le parecieron "interesantes", pero que en lugar de publicarlos en una revista "de literatura", tendríamos que haberlo hecho en un *journal* científico». López-Gatell pareció desconocer que *Nexos* no es una revista de literatura, sino que se enfoca en temas de actualidad política, social y económica, y que, más importante aún, su Taller de Datos tiene mucho prestigio, pues cuenta con publicaciones de expertos en el análisis de datos. Una materia en la que este gobierno ha demostrado un fracaso rotundo.

En concreto, la única reacción gubernamental a los artículos de Mario y Laurianne fue el anuncio del gobierno de Ciudad de México sobre la creación de un comité que analizaría el exceso de mortalidad, el cual «no es un ejercicio estadístico sofisticado, lo puede hacer cualquier estudiante», dice Mario. Entonces, indica, «te das cuenta de que el gobierno quiere controlar la información y hacer pasar estos datos como algo complicado y laborioso, cuando es algo que se puede procesar y publicar en un día».

Así, como si fuera una gesta heroica, la Agencia Digital de Innovación Pública (ADIP) de Ciudad de México publicó una base de datos con el exceso de mortalidad, dejando implícito en esa publicación que se comprometía a actualizarla semanalmente y vendría a ocupar el bache dejado por los reportes de Mario y Laurianne, quienes ya no podían seguir trabajando en estas cifras. «En ese momento pensamos: "Nuestra contribución ya terminó, porque ahora lo está publicando el gobierno". Estábamos satisfechos en ese sentido, aunque nuestros datos y los de ADIP coincidían, y ellos eran quienes se colgaban las medallas», recuerda Mario.

«Pensamos que nuestra tarea estaba hecha y que era bueno que hubiera un debate y publicación de datos de exceso de mortalidad», dice por su parte la consultora en asuntos públicos. En septiembre de 2020 dejaron de calcular el exceso, pero retomaron la labor el 20 de diciembre de 2020 «porque nos confiamos y vimos que ellos, el 12 de octubre de 2020, habían publicado la última actualización de mortalidad en exceso con un retraso de casi 30 días, o sea, usando datos del 20 de septiembre».

El 7 de enero de 2021, en plena segunda ola, volvieron a publicar en el Taller de Datos de *Nexos*, «porque vimos que seguía subiendo la mortalidad». La ADIP no volvió a actualizar estos datos; estaba claro que solo le convenía hacerlo cuando había buenas noticias.

Datos mañosos

Corría diciembre de 2020 cuando empezó la segunda ola de COVID-19 en México. Sin embargo, la ADIP ya no publicó más el dato semanal de muertes en exceso en la capital mexicana.

«Nos dimos cuenta de que no estaban actualizados los datos de la ADIP, que llevaban un retraso de meses, y otra vez teníamos un exceso de mortalidad alto. Empezamos a buscar datos, estábamos cerca de Navidad y nos dimos cuenta de que el sistema de consulta del Registro Civil estaba caído —figuraba la leyenda "Intente ingresar más tarde"— y no nos parecía algo casual», recuerda Mario.

Cerca de Nochebuena, los contagios subían dramáticamente.

Por Twitter, José Merino, titular de la ADIP, terminó reconociendo «que el sistema estaba abajo y que lo iban a reparar, y que iban a publicar las actualizaciones sobre la mortalidad en exceso», narra el joven ingeniero.

Mientras, Mario y Laurianne continuaban su cálculo de exceso de mortalidad de forma manual, en una hoja de Excel, aunque no duraron mucho tiempo haciéndolo. En total publicaron cuatro actualizaciones, hasta que el sistema de consulta del Registro Civil empezó a solicitar, para quien buscara cualquier acta de defunción, el nombre y el apellido de la persona fallecida. Y como obviamente ambos desconocían la identidad de cada una de las personas que habían fallecido en la capital mexicana, en la práctica este nuevo candado gubernamental implicó el cierre del acceso a las actas de defunción y el fin de los reportes de Mario y Laurianne.

«Un año después de que hubiésemos empezado a publicar nuestros artículos sobre exceso de mortalidad, el gobierno se dio cuenta de que no le gustó que tuviéramos acceso a las actas. José Merino nos descalificó diciendo que estábamos falseando datos, sin aclarar cuáles habríamos falsificado. También dijo que teníamos acceso a información que era privada», cuenta Mario. Es importante aclarar, como lo escribieron ellos en el primer artículo en *Nexos*, que «el proceso de obtención de los datos se llevó a cabo sin que fuera necesario descargar ningún acta, pues basta verificar que esta existiera. El sistema, después de indicar si el acta existe, ofrece la opción de descargar una copia certificada, lo cual no fue necesario».[142]

«Si me preguntas, aunque siempre estuvo claro que a nosotros no nos interesaban los datos personales de quienes habían fallecido, y obviamente respetamos su confidencialidad, el sistema de consulta del Registro Civil estuvo abierto por error, fue un *breach* de seguridad, porque el sistema de consulta del Estado de México siempre solicitaba el nombre del fallecido para buscar un acta. Pero al gobierno de Ciudad de México publicar esa base de datos anónimamente sin el nombre del fallecido, la dirección del fallecimiento y el nombre del médico que emitió el certificado, que luego era levantado por el juzgado y convertido en acta, no le hubiera tomado más de media mañana», opina por su parte Laurianne, quien denuncia que en el reporte nacional de exceso de mortalidad había información desactualizada que provocaba que no hubiera, por ejemplo, muertes en Tlaxcala.

«Es mañoso integrar información desactualizada, lo que hubieran debido hacer era registrar datos de los estados que contaran con información fiable. Así, en Tlaxcala la cifra de muertos "cero" debe leerse, en realidad, como "no hay información de este estado". Hay un ocultamiento temporal de datos para ganar tiempo: los publican cuando les conviene, y eso es manipular la información y la percepción de la gente. Ese sacar la información cuando el virus "va de bajada" es grave porque, además, los medios tomaban esos datos publicados por el gobierno», añade Laurianne.

Así y todo, Laurianne siente que ese candado «la salvó». «Vi tantos nombres, tanta gente fallecida con hijos, cuya familia seguramente vivía de su trabajo. Cada número en mi teclado eran vidas perdidas a causa del COVID-19. Perdí muchas horas de sueño calculando el exceso de mortalidad y sí me dio coraje que ya no nos dejaran seguir con la investigación». No obstante, está convencida de que la verdad «va a aparecer, no se puede tapar el sol con un dedo. Me parece injusto que esas personas no sean tomadas en cuenta en el balance de todo lo que ha sido la pandemia en este país». Y recalca que carecer «de buenos datos limita el análisis y las estrategias en salud y política pública. Tener datos exactos y disponibles permite actuar rápidamente».

«Manejarnos con el número de acta y folio solamente fue un ejercicio absolutamente inofensivo», cuenta Mario. Y se lamenta de que nunca se haya hecho «un análisis sobre dónde falleció cada persona: si murió en la vía pública, en su casa, en un hospital... Entiendo que es un tema delicado, pero es información útil que podría arrojar luz sobre si hay más exceso de mortalidad en casas u hospitales».

Como testimonio de la criminal gestión de la pandemia en nuestro país quedan los 16 artículos que Laurianne y Mario publicaron, en los que el exceso de mortalidad registrado en Ciudad de México es dramático. De todas maneras, agrega Mario, «siento satisfacción; sé que, en ese momento, Laurianne y yo hicimos un trabajo valioso. Éramos conscientes de que los números sobre exceso de mortalidad existían en otros países, pero no en México». Desafortunadamente, sigue Mario, resultó «más efectiva la comunicación del gobierno federal difundiendo solo los números oficiales, puesto que son los únicos que la gente menciona. Es una estrategia burda decir:

"Estos son los números de muertos", y la gente se queda con los 310 627, la cifra oficial de fallecidos por COVID-19 difundida por el gobierno y no 667 240, la cifra real».[143]

En octubre de 2021 el Inegi publicó finalmente las cifras de exceso de mortalidad de 2020. La tasa de defunciones registradas por cada 10 000 habitantes fue de 86, superior en 27 unidades respecto a la información definitiva del año anterior. El exceso de mortalidad por todas las causas de 2020 fue de 326 921, equivalente a 43.6% más que las muertes esperadas.[144] Las tres principales causas de muerte a nivel nacional para 2020 fueron las enfermedades del corazón (218 704, 20.1%), COVID-19 (200 256, 18.4%) y la diabetes mellitus (151 019, 13.9 por ciento).

Los datos preliminares del Inegi de enero a junio de 2021 revelan un escenario aún más sombrío sobre la pandemia en México.[145] Las defunciones por COVID-19 fueron la primera causa de muerte a nivel nacional con 145 159 casos. Le siguieron las enfermedades del corazón con 113 899 y diabetes mellitus con 74 418 casos. Se contabilizaron de forma preliminar un total de 579 596 defunciones registradas; 110 312 más que las registradas en el mismo periodo 2020. Se esperaban de enero de 2020 a junio de 2021 un total de 1 116 482 defunciones, pero ocurrieron 1 649 031. Con base en estos resultados se tiene un exceso de mortalidad por todas las causas de 532 549, equivalente a 47.7% más de lo esperado.

La actualización más reciente del exceso de mortalidad en el mundo por la pandemia de COVID-19, publicada el 10 de marzo de 2022 en *The Lancet*,[146] incluyó a 191 países y territorios, y a 252 unidades subnacionales de 10 países, entre el 1 de enero de 2020 y el 31 de diciembre de 2021. El estudio reveló que, mientras que en cifras oficiales en ese periodo se reportaban 5.94 millones de muertes por COVID-19 en el mundo, la cifra real estimada era de 18.2 millones. Entre los países evaluados, las cifras más altas de exceso acumulado de muertes se estimaron en India (4.07 millones), Estados Unidos (1.13 millones), Rusia (1.07 millones), México (798 000), Brasil (792 000), Indonesia (736 000) y Pakistán (664 000). Entre estos países, la tasa de exceso de mortalidad fue más alta en Rusia (374.6 muertes por 100 000) y México (325.1 por 100 000).

Es heroico que haya gente como Mario y Laurianne, pero por desgracia sus voces, así como las de muchos otros quienes hemos trabajado desinteresadamente durante la pandemia para informar y procurar que exista transparencia por parte del gobierno, no alcanzaron para salvar las vidas de las casi 670 000 personas fallecidas hasta ahora en nuestro país.

5. ¿Quién gestiona la pandemia en México?

Vacunación por código postal

Las contradicciones y exageraciones por parte del gobierno son apenas la punta del iceberg. Lo que el ingeniero químico y ambiental Alejandro Cano consideró un foco rojo desde el primer momento fue el famoso «espera tu turno» y la forma en que la sociedad mexicana, simplemente, lo aceptó.

No imagino que, en Estados Unidos, por ejemplo, el gobierno de Nueva Jersey dijera: «Sí, vamos a empezar a vacunar, pero solo en Morris County; en Atlantic County esperen su turno, ya les tocará». Esta idea de la vacunación por código postal fue, primero, producto de una ocurrencia del presidente de la nación, que de forma arbitraria decidió que la gente de Cuautla debía ser vacunada antes que la de Cuernavaca, por ejemplo. El presidente parece ignorar que el virus se dispersa y circula en mayor cantidad en las zonas más pobladas, porque también se le ocurrió «esta idea bucólica de empezar a inmunizar en los lugares más remotos y luego acabar en las ciudades».

Esa postal romántica y voluntarista derivó en las Brigadas Correcaminos y «luego, como no tenían suficientes brigadas, se decidió vacunar por municipio», lo cual no ha sucedido en ninguna otra parte del mundo, asegura Alejandro Cano. En Chile, por ejemplo, se distribuyeron las vacunas en los centros de salud y, como al principio tenían poca cantidad de biológicos, dijeron «vamos a vacunar a la gente de 90 años para arriba; cuando lleguen más dosis, de 80 a 89». Una manera lógica y equitativa, en la que todos los ciudadanos de cierta edad tienen acceso a la vacuna al mismo tiempo. Remata Cano: «Me sorprendió que los mexicanos aceptaran ser inmunizados por código postal».

¿Cómo es posible que una persona sana, de 60 años, que vive en la delegación Magdalena Contreras, tuviera acceso a una vacuna semanas o meses antes que una de 85 años que vive en Iztapalapa? Y la brillante idea de López Obrador se aceptó sin chistar. Lo que Cano le reconoce a este gobierno «es que son maestros de la propaganda: nos han acostumbrado a ver como normales cosas que no lo son. Algunos levantamos la voz al principio, pero se terminó aceptando el "espera tu turno"». Las pocas manifestaciones que hubo fueron de médicos privados, a los que se les negaba la inmunización.

A nadie se le ocurrió levantar la voz y decir: «¿Por qué están vacunando en el municipio de al lado y aquí no?». «Eso es muy mexicano. No imagino esto en Brasil, o sea, que decidieran vacunar en ciertos municipios y en otros no, que la gente se hubiera quedado cruzada de brazos», señala Cano.

¿El objetivo de esta absurda metodología? «Centralizar las vacunas para que la gente las percibiera como parte de la política social del gobierno, como una dádiva, no como un derecho, que implica que todos los ciudadanos que reúnen los mismos requisitos sean vacunados al mismo tiempo», explica el ingeniero y doctor egresado del MIT. Pero, como el plan de vacunación se percibió como dádiva, se aceptó sin chistar, porque a caballo regalado no se le ven los colmillos. Además, «¿qué tal si hago ruido y castigan a mi municipio? ¿Me ponen al final de la cola? De a poco, nos condicionan a aceptar cualquier arbitrariedad del gobierno», recalca.

Y esta clase media aspiracionista, a la que tanto fustiga López Obrador, que además ¡quiere vacunarse! Este egoísmo nuestro de no infectarnos todos al mismo tiempo para que se acabe la pandemia. Pareciera más prioritario construir un tren y una refinería que salvaguardar la salud y la vida de los mexicanos. Por lo mismo, así como hay que agradecer que te vacunen, confórmate también con la vacuna que te hayan dado, porque en lo que respecta a la vacunación contra COVID-19, aparentemente, a lo único que tenemos derecho es a guardar silencio.

Mientras, agrega Cano, no se percibe que la campaña de vacunación sea permanente, o sea, que se hubieran considerado refuerzos, dosis extra para los que recibieron una única dosis de CanSino, las poblaciones nuevas que se han autorizado, etc.: «Y es que no, el gobierno dice: "Una vez que te puse tu esquema completo, ya cumplí, ya terminé, no me vengas a complicar las cosas". Incluso, los rezagados ya tuvieron su turno, si "no se quisieron vacunar, nosotros ya cumplimos". Lo que ocurre es que "no pudieron" no es lo mismo que "no quisieron". Muchos no tuvieron acceso: si uno cree sus estadísticas, Ciudad de México tiene 95% de sus adultos inmunizados con al menos una dosis, mientras que en el Estado de México esta cifra baja a 70%. ¿Tú me vas a convencer de que los mexicanos de la Ciudad de México son tan distintos de los del Estado de México? ¿Acaso tenemos una corriente de *antivaxxers* en el Estado de México? Claramente, no. Es un tema de acceso. La jefa de Gobierno de Ciudad de México, Claudia Sheinbaum, se comprometió a elogiar de manera permanente al gobierno a cambio de organizar la vacunación en la ciudad y de hacerla más eficiente. Y así fue como en la capital se vacunó más que en cualquier otro punto del país.

»Baja California fue el primer estado en el que se vacunó a los adultos mayores de 18 años en adelante, porque allí recibieron una donación de Johnson & Johnson de Estados Unidos. Acabadas esas jornadas de cinco o seis días, el gobierno dijo «Ya acabamos, la vacunación se terminó». Se logró una cobertura de 81% de los adultos con una dosis. ¿Y el 19% restante? Quién sabe. No ha habido planes de inmunizarlos hasta el momento, solo se prevén segundas dosis para ese 81%», relata Cano.

CanSino para Vicente Fernández

Ya les hablé brevemente de la vacuna de CanSino, una vacuna aprobada para uso de emergencia solo en Argentina, Chile,

Ecuador, Hungría, Indonesia, Malasia, Moldova, Pakistán, Paraguay y… México. Ahora quisiera referirme al ensayo clínico de fase 3 realizado en México, otra concatenación de irresponsabilidades y falta de transparencia, sobre todo con personas que, con un fin altruista, participaron en el estudio. Veamos.

El ensayo clínico empezó el 13 de noviembre de 2020, con la participación de 14611 voluntarios mayores de 18 años. Desarrollado en 11 centros ubicados en distintos puntos de la República, que incluyeron Aguascalientes, Ciudad de México —Instituto Nacional de Pediatría, Instituto de Ciencias Médicas y Nutrición Salvador Zubirán—, Coahuila, Michoacán, Oaxaca, Guerrero y Nuevo León, más de un año después la mayoría de esas personas no ha podido saber si lo que recibió en el estudio fue un placebo o la vacuna. Muchas de ellas, como informa el sitio de periodismo de investigación Ojo Público, decidieron abandonar la investigación y vacunarse con otra marca. Todo indicaría que el retraso en la publicación del estudio se debió a que los resultados no eran nada auspiciosos. Pero, en lugar de publicarlos de forma transparente y, sobre todo, para que quienes participaron en el estudio supieran si realmente fueron inmunizados o no, el gobierno eligió hacerse de la vista gorda.

Lo que ensucia más las cosas es que, en el marco de este estudio clínico, se vacunó de forma irregular a «funcionarios, amigos y celebridades», como el cantante Vicente Fernández y sus dos hijos, Gerardo y Alejandro. Por otro lado, la falta de transparencia salpica también los contratos por medio de los cuales el gobierno compró millones de vacunas a CanSino

Biologics y LATAM Pharma, «una compañía suiza creada apenas 14 días después de que se realizó la firma de precompra por parte del gobierno mexicano y la empresa de origen chino», denuncia la periodista Kennia Velázquez en Ojo Público.[147]

Cuando empezó el ensayo clínico autorizado por la Cofepris, «los funcionarios de CanSino dijeron que eligieron a México porque buscaban lugares con circulación viral y por su infraestructura, como hospitales y clínicas de inmunización con experiencia en la aplicación de vacunas y en reportar datos de los ensayos clínicos», escribe Velázquez.[148] Desde luego que México era una excelente opción para realizar el estudio, puesto que los contagios corrían y a la fecha siguen corriendo rampantes entre la población. Además, es un país en el que se podría inferir sobre el problema potencial de la vacuna al utilizar el vector Ad5, ya que se sabe que en México hay mucha gente con inmunidad contra ese adenovirus.

Quien ejecutó las pruebas es la empresa mexicana Epic Research (CRO, por sus siglas en inglés: Contract Research Organization), una organización de investigación por contrato fundada en 2014, pero por completo desconocida en el universo científico. Ojo Público también señaló fuertes discrepancias entre los biológicos que supuestamente se necesitaban para realizar el estudio y los que, en efecto, entraron por la aduana del Aeropuerto Internacional de la Ciudad de México: «Un número bastante menor, si se tiene en cuenta que en ese momento se esperaba enrolar a 15 000 voluntarios», sigue la periodista, que consultó a la Cofepris sobre el tema, sin recibir ninguna respuesta. Tampoco se hallaron documentos públicos sobre la importación de vacunas o placebos necesarios para llevar a cabo el estudio, ni en sus inicios ni posteriormente.

Otra deficiencia grave en el estudio es que los voluntarios nunca fueron monitoreados de forma adecuada. Ni siquiera se les contactó para saber si habían tenido alguna reacción a la vacuna. Nadie se anima a decirlo en voz alta, pero, además de la desorganización que caracterizó al estudio, la falta de interés en conocer el estado de salud de los voluntarios podría deberse a que quienes realmente recibieron la vacuna serían muy pocos. Y, como lo demuestran las elevadas cifras de mexicanos fallecidos por COVID-19, este gobierno no parece preocuparse del todo por el bienestar de su población.

En 10 de los centros de investigación donde se desarrolló el estudio no hubo seguimiento de los voluntarios. En cambio, en el Instituto de Ciencias Médicas y Nutrición Salvador Zubirán, de Ciudad de México, quienes allí participaron en el ensayo firmaron un documento «en el que autorizaban a la institución a tomarles muestras de sangre ese día y en seis meses otra. Esto no estaba indicado en el protocolo que aprobó el ensayo clínico de CanSino», sigue el artículo.[149]

A principios de febrero de 2021 un comunicado de la Secretaría de Relaciones Exteriores anunció: «CanSino Biologics ha concluido satisfactoriamente el reclutamiento en México e indicó que el estudio fase 3 y sus resultados preliminares serán dados a conocer en estos días, los cuales, añadió, son prometedores».[150] Nada de esto ocurrió. El ensayo clínico fue publicado cerca de un año más tarde. Mientras tanto, el asunto fue tratado como «tema de seguridad nacional y no se puede conocer ni el oficio de autorización del estudio ni el nombre de los integrantes del comité de ética que evaluaron y autorizaron sus protocolos», denuncia Velázquez. Mientras, a los voluntarios se les siguió engañando. A unos se les dijo que el 30 de abril de 2021 «se revelaría quién recibió el biológico y quién el placebo». A otros, que deberían esperar un año para saberlo.

Sobre la vacunación de Vicente Fernández y familia, «otras 40 personas más, entre funcionarios de alto nivel de la cancillería, familiares y amigos», inoculados antes que ciudadanos de a pie con comorbilidades o edad avanzada, y por supuesto mucho antes que el personal de la salud, nadie hizo nada. Según la investigación de Ojo Público, esa «vacunación clandestina» se realizó el 5 de diciembre de 2020, en las instalaciones de Epic Research, y fue denunciada por trabajadores de la Secretaría de Relaciones Exteriores. Al respecto, nadie fue investigado ni sancionado. La subsecretaria para Asuntos Multilaterales y Derechos Humanos, Martha Teresa Delgado Peralta, tuvo el tupé de declarar que la «cancillería llevó a 100 funcionarios, amigos, familiares y a los Fernández para que fueran parte del ensayo clínico, así que no se podía saber si habían recibido vacuna o placebo, debido a que no se estaba cumpliendo con la meta para reclutar los 15 000 voluntarios». Como si Vicente Fernández sonara verosímil como voluntario para el ensayo clínico.

El único funcionario que hizo lo que tenía que hacer, el contralor Octavio Díaz García de León, estaba por sancionar a los involucrados cuando intervino Ebrard para impedirle que avanzara en la investigación. Díaz renunció inmediatamente a su cargo. En la investigación que se llevó a cabo en esa dependencia pública se determinó que no hubo ninguna falta y se archivó la queja. Ojo Público denunció también que el arreglo entre CanSino y el gobierno incluye una cláusula de confidencialidad de hasta 10 años después de concluido el acuerdo. «En caso de romper la secrecía deberán pagar una multa de 50 000 dólares por cada dato revelado, además de resarcir los daños».[151]

Por si se lo preguntan, el 10 de febrero de 2021 esta vacuna china fue autorizada en México. Ocho días antes, la Cofepris había autorizado el uso de emergencia de la vacuna Sputnik V,[152] cuyos resultados se publicaron después de la aprobación, el 20 de febrero de 2021. A la fecha, ninguna de las dos vacunas ha recibido aprobación de la OMS. Así queda, por el momento, uno de los capítulos más vergonzosos de la pandemia en México.

CADENEROS DE LAS VACUNAS

La mejor estrategia de vacunación hubiera sido por conducto del aceitado Sistema Nacional de Vacunación que, como ha dicho el médico y analista en salud pública Xavier Tello, tan bien funcionó durante décadas. A su vez, que se repartieran las vacunas en los centros de salud.

Pero no ocurrió así; por el contrario, esta fue una oportunidad más para que, con fines político-electorales —entonces faltaban unos meses para las elecciones de junio de 2021—, el presidente dijera: «Esta vacuna te la estoy dando yo», sumándose a las tarjetas y mensualidades que se repartieron también. Y para que, al vacunar con los siervos de la nación, vestidos con chalecos color beige y guinda, la inmunización quedara perfectamente asociada al régimen. «Porque repartir los biológicos entre los gobiernos de los estados rompe esa asociación. O ya, una herejía mayor, apoyarse en farmacias o centros de salud privados», dice el doctor Alejandro Cano con sorna.

Ahí comenzó todo el desastre, con el afán de centralizar y controlar toda la campaña de vacunación. Y convertirse, como bien describe Cano, «en los cadeneros de las vacunas»; esto es, decidir quién la merece y quién no. Cuando comenzaron a inmunizar al sector de salud, se dijo que «si trabajas en el sector público, tienes derecho; si no, no».

La idea de que las zonas rurales tenían que ser las primeras, al final no se hizo: «Si observas los primeros municipios que escogieron cuando llegó el primer cargamento de AstraZeneca, no fueron los más marginados ni los más rurales; de hecho, como señala el sitio web Eje Central, fueron las zonas en las que los resultados electorales estaban más competidos», declara el ingeniero químico y ambiental.

Los municipios de Guerrero donde se empezó a inocular tampoco eran los más marginados. «Fue simplemente una historia que nos contaron», dice Cano. De hecho, como ha escrito Víctor Sánchez Baños, en Eje Central, las vacunas han sido empleadas «con fines electorales. Por ejemplo, en Ciudad de México, las alcaldías como Benito Juárez, donde no están con Morena y, además, son clase media, los dejan al final. Lo mismo ocurre en el Estado de México, en zonas donde la clase media es mayoría, como en Tlalnepantla, Atizapán y Naucalpan; los tres con gobiernos de Morena. La consigna fue castigar a los que no votan por el partido de la Cuarta Transformación»,[153] retrasando su derecho a vacunarse.

«Vacunar a los docentes de Campeche primero fue otra ocurrencia», critica Cano. Y menciona las recomendaciones del Comité de Vacunación, que priorizó a adultos mayores y supuestamente indicó que se comenzara a inmunizar por décadas: los de 80, luego los de 70, después los de 60 y luego todas las personas con comorbilidades, a quienes nunca se les ofreció específicamente una inmunización.

Finalmente, con o sin comorbilidad, el único criterio empleado fue el de la edad. Y lo único que se desvió de este ¿plan? fue cuando México empezó a verse muy mal por la alta mortalidad por COVID-19 entre embarazadas y «entonces a ese grupo sí lo pusieron como grupo especial, y lo empezaron a vacunar junto con la gente de 50 años. Pero no sucedió lo mismo con la gente con cáncer, EPOC (enfermedad pulmonar obstructivo-crónica), etc.», relata Cano.

Respecto del Comité de Vacunación, a Cano le llamó la atención que, junto con científicos y médicos, ese comité se quedara callado. «¿Alguien los vio dar una entrevista en la televisión argumentando que se regresara al plan y se vacunara a los individuos con comorbilidades? No, nadie. Todos callados, durante toda la pandemia», cuestiona y se responde a sí mismo Cano.

En este punto resuena el hecho de que, en Europa y América, las decisiones acerca del manejo de la pandemia las tomaron principalmente los políticos y no parece ser coincidencia que sean esos, precisamente, los continentes en donde se registra la mayor pérdida de vidas. El manejo de una crisis sanitaria de las dimensiones de esta pandemia jamás debió dejarse en manos de políticos, sino de autoridades independientes académicas y científicas que tomaran decisiones con base en la ciencia y no en las conveniencias políticas, como aquí en México, donde tantas de las decisiones se han tomado de forma arbitraria e improvisada, sin sustento alguno en datos o en evidencias científicas por el propio presidente de la República durante sus conferencias mañaneras. ¿Cómo olvidar algunas de sus *epifanías* más absurdas y cargadas de ignorancia, como la de regresar a clases presenciales en el pico de la tercera ola —sin vacunación para los menores de edad y a pesar de no contar con las medidas preventivas y de seguridad necesarias—, solo por la ocurrencia de que los niños y jóvenes con la pandemia se estaban «volviendo adictos a los videojuegos»?[154] ¿O asegurar que los menores de edad no requieren ser vacunados contra COVID-19 porque su hijo adolescente lo padeció y «a los adolescente no les pega fuerte»?[155] La lista es larga.

TODOS CALLADOS

Esta digresión viene a cuenta del papel de ornato que ha tenido hasta ahora el llamado Grupo Técnico Asesor en Vacunación (GTAV) COVID-19 en México, que según nos informan en la tercera versión del Plan Nacional de Vacunación contra COVID-19, ha trabajado desde agosto de 2020, y sus recomendaciones fueron actualizadas en dos ocasiones hasta noviembre de 2020. Cada nueva versión del Plan, hasta la actual (novena), menciona la participación del Grupo Técnico, a pesar de que sabemos tan poco sobre él y de que sus miembros jamás han expresado públicamente opinión alguna para bien o para mal sobre el avance de la vacunación en nuestro país, incluso cuando se ha ido en contra del propio plan o se han presentado temas de controversia como la aplicación de refuerzos y la vacunación de menores de edad.

Cuando en abril de 2021 salió un estudio de caso de la Universidad de California en San Francisco,[156] que explicaba y criticaba, con base científica y amplio detalle en más de 130 cuartillas, las fallas en la respuesta de México ante la pandemia y hasta proporcionaba recomendaciones específicas para corregir el rumbo, ¿el Grupo Técnico Asesor salió a decir «vamos a organizar un panel para analizar a fondo la información, daremos una respuesta pública, tomaremos acciones para corregir y seguir la recomendaciones»? No, no se dijo una sola palabra de valor al respecto. «Sí, hacen reuniones, pero cerradas y sin ninguna crítica, hasta donde se sabe», relata Cano.

De hecho, a finales de noviembre de 2020 se llevó a cabo un gigantesco seminario en la UNAM, en el que López-Gatell presidía muchos de los encuentros, que se llamó «Reflexiones sobre la respuesta de México ante la pandemia de COVID-19 y sugerencias para entender los próximos retos».[157] Derivado del seminario, se compilaron textos entregados por 38 especialistas de 29 diferentes instituciones que participaron.[158] Tales recomendaciones se basaron en evidencia y juicios informados e incluyeron acciones a corto y mediano plazos.

Las recomendaciones fueron publicadas en enero de 2021 por la Organización Panamericana de la Salud (OPS) y el Instituto Nacional de Salud Pública (INSP) en un extenso documento de cerca de 150 cuartillas.[159] Tanto el seminario como la publicación del documento se anunciaron con bombo y platillo por el gobierno y los medios de comunicación. Algunos encabezados expresaban cosas tan formidables como «López-Gatell ofrece reflexión y corregir el rumbo donde sea necesario».[160] Sonaba como un sueño. ¡Al fin! Pero ¿qué pasó después? Nada. Absolutamente nada.

De las recomendaciones vertidas después del seminario, aquellas de la Universidad de California en San Francisco meses más tarde, todas fueron en vano. ¿Y el Grupo Técnico Asesor? Bien gracias. Nadie se quejó. Nadie alzó la voz. Tantos *super* expertos juntos y nadie fue capaz de ejercer suficiente presión para que hubiera un cambio de timón. ¡Ah!, pero eso sí. Déjenme contarles que algo sí cambió de entonces para acá: los 153 639 muertos por COVID-19 que registraban las cifras oficiales de la Secretaría de Salud el 27 de enero de 2021 —cuando el documento se publicó con tanto entusiasmo—, se convirtieron en 304 308, el mismo día, pero de 2022 —un año después—. Casi el doble, 150 669 muertes adicionales en cifras oficiales. Si consideramos el exceso de mortalidad, la cifra ronda las 245 000 defunciones que se sumaron durante ese año de inacción. Como referencia: de los 223 países y territorios que reportan cifras de la pandemia a nivel internacional, solo siete suman esa cantidad de muertes durante toda la pandemia; nosotros las acumulamos en un año. Y me refiero a la cifra baja, la de los datos oficiales. Pero, claro, que no se diga que no se reunieron los expertos, sonrieron para las fotos y se pararon el cuello todos.

Resulta curioso que en tantas discusiones de los últimos dos años en torno a la pandemia, las autoridades, los aplaudidores, los facilitadores, defensores de lo indefendible e incluso importantes líderes de opinión de las comunidades académica y científica, han encontrado la forma de sacar del centro del debate lo que más debería importarnos a todos: las vidas que se han perdido.

Hay complicidad en los silencios largos frente a tragedias de esta dimensión.

Caída en los casos y de vuelta al infierno

En México, el largo y profundo descenso de infecciones después de la segunda ola representó otra oportunidad perdida. La curva de contagios descendió hasta el punto más bajo que hemos visto hasta la fecha desde que inició la pandemia. Con la transmisión comunitaria tan baja y la vacunación que avanzaba, hubiera sido más sencillo y económico en ese momento que en cualquier otro implementar una buena estrategia nacional de contención epidemiológica, de la mano con medidas sensatas de mitigación que permitieran, en conjunto, lograr un control duradero de la propagación del virus.

Qué sencillo habría sido entonces no tener que cerrar actividades, pero sí instruir correctamente a la población sobre medidas eficaces para disminuir el riesgo de contagios, como la ventilación de espacios cerrados, el buen uso de cubrebocas, la filtración del aire, la limitación de aforos en sitios de alto riesgo y la vigilancia de la calidad del aire en espacios públicos, incluyendo el transporte colectivo. La simple comunicación de que la pandemia no había terminado y que, de no seguir con las medidas de prevención, los contagios podían volver a dispararse, hubiera sido de gran ayuda. Qué poco complicado habría sido aprovechar la baja en contagios comunitarios para hacer las pruebas suficientes que permitieran, por fin, detectar a cuantos casos asintomáticos fuera posible, para hacer esfuerzos focalizados de contención y cortar cadenas de transmisión previniendo que se volvieran a disparar los casos de forma generalizada. Tan sencillo como haber implementado medidas básicas de vigilancia y controles migratorios. No hablo, desde luego, del cierre de fronteras, pero sí de acciones simples que permitieran vigilar y controlar los casos importados y la introducción de nuevas variantes al territorio nacional, como pedir pruebas negativas a viajeros; o, posiblemente, hacer pruebas a la llegada o incluso requerir cuarentenas a viajeros provenientes de regiones con alta transmisión del virus; acciones que ya se llevaban a cabo en la mayoría de los países alrededor del mundo. Pero no en México.

No, en México no hubo una preparación para lo que seguía. No hubo cambios en la estrategia ni anticipación alguna a lo que venía; incluso presenciando los desastres humanitarios que ocurrieron en la primavera de 2021 en India, Brasil y otros países de Sudamérica con la propagación de nuevas variantes más contagiosas y evasivas de la inmunidad, como *gama* y *delta*. Aquí, acaso las medidas se han vuelto cada vez más laxas y la retórica oficial más hueca, demagógica y poco transparente.

Los cúmulos de información científica que se produjeron desde finales de 2020 sobre la vía aérea de transmisión del virus y sobre la importancia de medidas como la ventilación de espacios cerrados y el uso de cubrebocas de buena calidad, en México han sido casi por completo ignorados por las autoridades. Aquí se siguen fumigando calles y edificios, rociando a transeúntes y a niños antes del ingreso a las escuelas, obligando a la colocación de tapetes «sanitizantes» y anunciando como medidas principales de prevención el lavado de manos, el estornudo de etiqueta y la no difusión de noticias falsas en el sitio oficial del gobierno de México, que proporciona información sobre la pandemia; en donde, por cierto, no se hace una sola mención del uso de cubrebocas ni de otras medidas que sí son efectivas para prevenir la transmisión del virus.[161]

Uno de los errores reiterados de las autoridades mexicanas ha sido, precisamente, ese: cantar victoria antes de tiempo, dar mensajes equivocados a la población para aparentar que todo lo han hecho bien y que lograron controlar la pandemia. La idea de relajar las medidas de prevención cuando se tienen periodos de disminución en los contagios, sin evidencia de

LAS VIDAS QUE NO CONTARON

que realmente la epidemia esté controlada, ha resultado contraproducente no solo en México, sino en todos los países que han optado por hacer lo mismo. Reino Unido, por ejemplo, en julio de 2021 levantó todas las restricciones para el control del COVID-19.[162] Algunos le llamaron «Freedom Day» (día de la libertad, en inglés).

Duró poco porque, acto seguido, los contagios comenzaron a escalar y, para principios de diciembre de 2021, con la llegada de la variante *ómicron*, los contagios se desbordaron y todas las restricciones tuvieron que volver a implementarse. Situaciones similares ocurrieron en Australia, Estados Unidos, España, Canadá y varios otros países. Incluso, conforme cierro la escritura de este libro, con las olas *ómicron* alrededor del mundo apenas descendiendo, en muchas partes la gente protesta y los gobiernos hablan una vez más del levantamiento de restricciones. No parece que se haya aprendido algo.

La pandemia no ha terminado y es por este tipo de acciones que hemos tenido que enfrentarnos a variantes cada vez más problemáticas, que solo han venido a complicar y atrasar el fin de la pandemia. Dos años después del inicio de la pandemia, todos estamos hartos. Pero no me cansaré de repetirlo: hasta que la situación no se controle en realidad, por medio de la vacunación masiva global y la disponibilidad de antivirales económicos y de fácil aplicación, debemos seguir procurando detener la transmisión de este virus.

Pero volvamos al caso de México después de la segunda ola. Como dije antes, desaprovechamos la oportunidad de lograr un control más prolongado de la pandemia estando los contagios en un punto tan bajo. En lugar de reabrir las actividades económicas y sociales de forma inteligente y responsable, se optó por la no estrategia de abrir todo sin preparación y de ignorar lo más posible el problema. Pero, como es sabido, cerrar los ojos ante los problemas jamás lleva a su solución.

La caída prolongada y sostenida de la segunda ola de contagios en México duró desde la SE 5 de 2021 (31 de enero de 2021) hasta la SE 19 del mismo año (15 de mayo de 2021), es decir, 14 semanas que dieron el tiempo necesario para implementar medidas más efectivas de control con base en lo aprendido de las dos olas previas. Pero, sin importar la dramática situación que se vivió durante la segunda ola ni las más de 135 000 vidas que se perdieron durante la misma, no se amplió la capacidad nacional de pruebas, ni la vigilancia genómica del virus, ni se controlaron las fronteras, ni se dio mejor información a la población, sino que nos fuimos de bruces contra la tercera ola —la que fue nuestra ola *delta*—.

Al igual que el descenso parcial de contagios que observamos en septiembre de 2020 tras la primera ola y el que más tarde, entre octubre y noviembre de 2021, volvimos a tener después de la tercera ola, el descenso de la segunda ola no se debió a un cambio de estrategia ni a una mejora en las acciones preventivas del gobierno. En México, los descensos entre picos de contagios se han dado simplemente por agotamiento de la transmisión del virus en la población, tras periodos acelerados de contagios masivos. Nunca han sido resultado de acciones gubernamentales; quizá sea por eso por lo que con cada ola se han perdido tantas vidas.

Para detener una nueva ola de contagios importan más las acciones que se realizan antes de que los contagios comienzan a subir que las que se hacen una vez que han empezado a escalar. Necesitábamos entonces —como seguimos necesitando ahora— hacer suficientes pruebas para saber en dónde estaban los focos principales de contagio para actuar prioritariamente ahí con rastreos de contactos y el aislamiento de infectados, tanto asintomáticos como sintomáticos. Se necesitaba tener un diálogo claro, transparente y de confianza con la población desde las tribunas oficiales para que se entendiera que era momento de redoblar esfuerzos y medidas de prevención porque la situación podía tornarse grave.

Nada de esto pasó, igual que en las dos olas previas.

Pero algo sí cambió en el discurso oficial. Sin duda, el cambio se dio, principalmente, por los profundos estragos económicos, sociales y educativos que para el inicio de la tercera ola —mediados de 2021— la pandemia había dejado ya en nuestro país. Utilizando como justificación la cobertura de vacunación que se había alcanzado, y que era todavía muy pobre —el 17 de agosto de 2021, en el pico de la tercera ola, apenas 23% de la población mexicana había recibido dos dosis de vacuna, 42% por lo menos una dosis—, la narrativa se volcó hacia la negación de la gravedad de la situación. Tanto el presidente López-Obrador como el subsecretario López-Gatell y la jefa de Gobierno de Ciudad de México repetían que no había razones para preocuparse; que habría contagios inevitables, pero muy pocas hospitalizaciones y muertes gracias a la vacunación. Las evidencias mostraban otro escenario.

España descendía de su ola *delta* con una pérdida de vidas sustancialmente menor que en cualquiera de sus olas previas, sí. Pero España había vacunado con doble dosis a más de 65% de su población (75% con al menos una dosis); más que cualquier otro país europeo y cerca de tres veces más que México. Mientras tanto, los números en Italia, Reino Unido y Francia continuaban ascendiendo modestamente en sus olas *delta*, en tanto que Estados Unidos enfrentaba un repunte exponencial de casos. Ninguno de los países europeos mostraba aumentos importantes en defunciones, a diferencia de Estados Unidos.

Para comprender lo que se observaba en esos países, es importante saber que todos los países europeos mencionados rebasaban en ese momento 68% de cobertura de vacunación con al menos una dosis y 54% con esquema doble. La cobertura en Estados Unidos era un poco menor: 60% con al menos una dosis y 52% con dosis doble. Las vacunas, para entonces, ante variantes como *delta*, continuaban confiriendo suficiente protección inmunológica para prevenir la enfermedad severa y la muerte, pero habían disminuido de forma importante su protección contra el contagio. No sorprendía que los países con mayor cobertura de vacunación, incluso al presentar muchos contagios, terminaran siendo los que menos muertes observaran. En términos generales, así fue, por lo menos en las olas *delta*.

Pero ¿qué sucedió en México? Bueno, pues lo que era de esperarse, desde luego: lo que las evidencias científicas permitían anticipar que ocurriría. En esa misma fecha (17 de agosto de 2021), mientras las autoridades mexicanas nos recetaban sonrisas y demagogia en cada oportunidad, México casi duplicaba las muertes por millón de habitante de las que estaban ocurriendo en Estados Unidos, incluso con una fracción de los casos confirmados. Se registraban 4.45 muertes por millón de habitantes en México y 2.30 en Estados Unidos, mientras que los países europeos citados presentaban entre tres y siete veces menos muertes por millón que México. En total, en esa tercera ola, que fue tan minimizada por el gobierno de México, murieron 65 368 personas, más que durante toda la pandemia en 203 de los 223 países y territorios que reportan cifras de COVID-19, más que el escenario «muy catastrófico» estimado por López-Gatell en 2020 como el máximo número posible de muertes en toda la pandemia.

En la tercera ola de contagios en México se confirmaron más de 1.5 millones de casos, prácticamente la misma cantidad que en la segunda ola. Sin embargo, la pérdida de vidas en cifras oficiales fue de menos de la mitad que la reportada en la ola previa. La reducción en los fallecimientos se debió, por lo menos en parte, a la vacunación, sin duda. Pero también a otros factores; entre ellos, a que con el tiempo el personal médico en el mundo ha ido entendiendo mejor cómo tratar COVID-19 tanto de forma temprana como a nivel hospitalario y crítico. En México, además, después de la catastrófica cuota de vidas que cobró la segunda ola, gran parte de la población aprendió a ignorar los mensajes que durante casi un año las autoridades de salud habían reiterado: «Quédate en casa a menos que tengas dificultad para respirar» o como hasta el cierre de este texto en febrero de 2022 continuaba, imperdonablemente, indicando el sitio oficial responsable de proporcionar información sobre la pandemia a la población mexicana: «Acude al médico solo en [caso de] urgencia».[163]

Durante el primer año de la pandemia en México, con el propósito de reportar que había camas disponibles en los hospitales —indicador que el gobierno ha destacado como demostración de un supuesto éxito de su manejo de la pandemia—, las autoridades de salud insistieron en mandar estos mortales mensajes a la población, que llevaron a muchos a buscar atención médica u hospitalaria cuando ya era demasiado tarde para ayudarles médicamente. Sabíamos entonces, como ahora, que una de las claves más importantes para evitar muertes por COVID-19 es la detección temprana y la atención oportuna de la enfermedad. La vigilancia y atención médica antes de que avance el deterioro pulmonar y orgánico por estados prolongados de hipoxia (disminución de oxígeno en la sangre) es indispensable para evitar complicaciones y muerte. De ahí que agrupaciones de la sociedad civil como Salvemos con ciencia[164] dedicaron esfuerzos importantes desde mediados de 2020 a informar a la población sobre la llamada hipoxia feliz, la utilización del oxímetro y la importancia de la autovigilancia en casa.[165]

Todo esto, de la mano con una cobertura cada vez más amplia de vacunación contra COVID-19, ha contribuido, no solo en México, sino alrededor del mundo, a que haya ido disminuyendo la pérdida de vidas con cada nueva ola de contagios. Hasta el surgimiento de la variante *ómicron*, que tiene una mayor capacidad para evadir la inmunidad que cualquier otra que hemos conocido hasta ahora, había claras evidencias de que existe una relación inversamente proporcional entre la cobertura de vacunación y el número de defunciones observadas. Aquellos países con mayor cobertura de vacunación, en especial con esquemas dobles y triples, tienden a ser los que observan menos muertes, independientemente del número de casos que registren. A partir de *ómicron*, esta relación ha dejado de ser tan clara, aunque sigue siendo indiscutible que la mayor parte de quienes requieren hospitalización y mueren por COVID-19 en el mundo siguen siendo personas no vacunadas o con esquemas parciales de vacunación.

Aquí hay dos temas que merecen reflexión.

El primero: mientras que en el mundo se alcanzó una cobertura de vacunación suficiente para garantizar un nivel muy bajo y sostenido de defunciones por COVID-19, ¿cuántas muertes diarias por esta enfermedad, mismas que se podrían evitar a través de la vacunación y la implementación de medidas preventivas, estamos dispuestos a normalizar como *aceptables*? Porque cuando el gobierno de México insiste en que poca gente murió durante la tercera ola, pero vemos los números y nos encontramos con que se perdieron más de 60 000 vidas en las casi siete semanas que duró la ola, con algunas semanas registrando más de 5 000 defunciones, debemos cuestionar si estamos dispuestos a normalizar y aceptar ese nivel de indolencia de nuestras autoridades y de la sociedad en general. ¿Vamos a dejar que se normalice no contar miles de muertes prevenibles, como si sus vidas mismas y el dolor de sus deudos efectivamente no contaran para nada?

El segundo: las muertes por COVID-19 en el mundo, desde los últimos días de enero de 2021 y hasta antes del surgimiento de la variante *ómicron*, mostraron una tendencia sostenida a la baja. En contraste, los contagios han ido aumentando cada vez más. No es claro, por lo menos en este momento, cuál será el desenlace de la ola *ómicron* en el mundo, ni qué escenarios nos esperan después de ella. Lo cierto es que el surgimiento de *ómicron* vino a alargar y complicar aún más la pandemia. Pero ¿por qué surgió *ómicron*?, ¿por qué han surgido todas las variantes del virus que hasta ahora conocemos? Respuesta: por una simple razón: porque no hemos detenido ni controlado la transmisión del virus. Entonces, ¿podemos quemar los cubrebocas y hacer caso omiso de las medidas para prevenir la transmisión del virus, y dejar que se siga propagando de forma rampante, incluso si las muertes continuaran descendiendo? Para poder contestar esa pregunta, debemos resolver el primer tema de reflexión y respondernos cuántas muertes nos parecen aceptables, porque mientras dejemos que el virus se siga propagando, seguirá habiendo muertes. Pero, además, en vista de que las muertes en números absolutos han vuelto a escalar con *ómicron* y que la continua transmisión del virus es lo que nos *regaló* esta variante tan problemática, no se necesita ser genio para entender que mientras no detengamos la transmisión del virus, seguirán surgiendo nuevas variantes, algunas quizá más complicadas aún. Entonces, para contestar la pregunta, retomo lo que dije antes: «hasta que la situación no se controle en realidad, por medio de la vacunación masiva global y la disponibilidad de antivirales económicos y de fácil aplicación, debemos seguir procurando detener la transmisión de este virus», incluso si disminuyen temporalmente las muertes.

Detener y controlar la transmisión del virus es el objetivo central que siempre debimos haber perseguido. El que, aún hoy, debemos perseguir.

TERCERA Y CUARTA OLAS SIN EL ZAR ANTI-COVID

El 11 de junio de 2021, cinco días después de las elecciones federales intermedias, nuestro zar anti-COVID-19/vocero de la pandemia/subsecretario de Prevención y Promoción de la Salud, Hugo López-Gatell, declaró como terminadas las conferencias de prensa vespertinas desde donde a diario informaba, junto con Ricardo Cortés Alcalá, director general de Promoción de la Salud del gobierno de Ciudad de México, y José Luis Alomía Zegarra, entonces director general de Epidemiología de la Secretaría de Salud de México, sobre la situación de la pandemia en el país.

Cuatro semanas antes, la SE 20 de 2021 que inició el 16 de mayo, para ser exactos, habían empezado a aumentar los casos de COVID-19 en nuestro país tras el descenso de la segunda ola. Por el rezago que tienen los datos abiertos de la pandemia, al momento de la cancelación de las conferencias vespertinas, desconocíamos —quienes no tenemos acceso a los datos completos que tienen las autoridades de salud— que los contagios ya habían comenzado nuevamente a escalar, y es un dato que jamás se comentó.

Como sea, el vocero de la pandemia se despidió con grandes sonrisas, mariachis, ramos de flores y hasta pastel con velas, mientras se tomaba *selfies* con sus fans, como si la crisis sanitaria hubiera terminado, como si no se hubieran perdido 229 823 vidas en los últimos 15 meses —en cifras oficiales; el exceso de mortalidad era de 517 693 defunciones a causa de la pandemia— por la negligente y criminal gestión que él mismo había encabezado. A su lado, Ricardo Cortés Alcalá saludaba también, tomándose *selfies* y dedicando tuits de despedida, como si se acabara la temporada de un musical de Broadway y tuviera que apartarse agradecidamente de sus fans. «Hoy es el final de temporada de las conferencias de prensa [...] Gracias a todas por vernos!!!! [*sic*]», tuiteó. ¿«A todas»? Se dirigió, *urbi et orbi*, a las mujeres de México como si un *rockstar* les hablara a sus *groupies*.

Con otro temple, pero mismo descaro e indolencia, se despedía José Luis Alomía, quien «por un trabajo bien hecho» (supongo) fue premiado con el puesto de secretario de Salud del estado de Sonora, tras haber sido uno de los principales facilitadores y cómplices de las decisiones que llevaron al luto a más de medio millón de familias mexicanas. El país estaba en semáforo verde, las actividades estaban funcionando básicamente como en la prepandemia y muchas de las escuelas del país habían vuelto a clases presenciales, pero el virus comenzaba nuevamente a propagarse fuera de control desde cuatro semanas atrás, y nadie lo sabía mejor que José Luis Alomía, quien se encargaba de recitar las cifras de casos y defunciones cada noche. Pero se despidió del *show* de las conferencias de prensa vespertinas, aludiendo a un virus que la dependencia que presidía fue incapaz de controlar, diciendo que la curva continuaba disminuyendo y que, como repitió en incontables ocasiones mientras los muertos se seguían apilando: «veremos cómo se comporta la tendencia la próxima semana».

El papel que jugó José Luis Alomía en el desarrollo del primer año y medio de la peor tragedia sanitaria de nuestro país me recuerda a la descripción que hizo Hannah Arendt en 1963 de personajes como él en su libro *Eichmann en Jerusalén: Un estudio sobre la banalidad del mal.* El burócrata amable y bonachón, con acento provinciano y de talante tranquilo que solo sigue instrucciones y procura hacer un buen trabajo, aunque este se limite a sentarse pasivamente a contar las muertes estando en una posición en la que podría haber contribuido a evitarlas. Arendt lo describió como la *banalidad del mal.*

Durante más de un año, Alomía se presentó en esas conferencias de prensa en Palacio Nacional a dar el informe técnico, con las gráficas de casos y hospitalizaciones, y hablando de muertos y más muertos como si los fallecimientos hubieran sido inevitables, como si su trabajo no hubiera consistido precisamente en implementar las acciones que llevaran a evitar que esas muertes ocurrieran. «Hoy se presentaron 1 200 *lamentables* defunciones —nunca faltaba la palabra *lamentable* al referirse a las muertes, eso sí—, esperemos que pronto comience a disminuir la cifra, veamos cómo se comporta la curva la próxima semana», repitió noche tras noche, *ad nauseam.* Ni él, ni Cortés, ni López-Gatell alguna vez hablaron, en esas conferencias, de acciones o estrategias a seguir para cambiar la curva, para procurar que descendiera o para evitar que volviera a escalar. Las curvas epidémicas en México suben y bajan por la historia natural de la epidemia. La única intervención que hasta ahora ha tenido algún efecto sobre ellas es la vacunación, pero nada más. Habiendo podido tomar decisiones y emprender acciones que llevaran a cambiar el comportamiento de las curvas, como en muchos países se hizo, aquí las autoridades se conformaron con actuar como simples espectadores y reportadores de cifras.

Así pues, se dio por terminada la «temporada» de conferencias de prensa vespertinas después de 451 días y más de medio millón de muertos: «Gracias a todas por vernos!!!», mariachis, flores, sonrisas, pastel y *selfies*. Pero la pandemia estaba aún lejos de terminar.

El mismo día en que las conferencias vespertinas se dieron por terminadas, en Taiwán —cuyo manejo de la pandemia fue y sigue siendo ejemplar— reportaban 24 fallecimientos en el día y llegaban al pico de la única ola de defunciones que han visto a lo largo de toda la pandemia. La variante *delta* se había propagado en su territorio y esto los llevó a experimentar el único repunte grave que han tenido hasta la fecha. El 22 de mayo de 2021 en Taiwán se reportó un acumulado de muertes por COVID-19 de tan solo 17, habían sorteado casi un año y medio de pandemia sin haber perdido siquiera 20 vidas. Con la dispersión de *delta*, tres meses después, el 22 de agosto, su cifra de defunciones acumuladas había ascendido a 828; habían perdido 811 vidas en el transcurso de tres meses. Debo decirlo: en México, hemos llegado a tener casi el doble en un solo día.

Pero la historia que quiero contarles es una de contrastes. Mientras esa noche del 11 de junio de 2021 aquí veía con desconcierto e incredulidad en redes sociales las fotografías de López-Gatell y sus secuaces festejando con pastel, mariachis y descaro, me enteré de que Tsai Ing-wen, presidenta de Taiwán, había dado un mensaje a su nación. En el video, una mujer sencilla, directa y visiblemente conmovida, ofrecía disculpas a su gente y se responsabilizaba por el estado de la pandemia y las vidas perdidas en la ola de contagios por la que estaban atravesando. Me resultó sobrecogedor y emotivo ver a esa mujer valiente que, con visión, inteligencia y buenos asesores científicos, había encabezado lo que quizá pueda considerarse como la mejor estrategia contra la pandemia en el mundo; sentada ahí, sin rodeos, en lenguaje directo y con humildad, ofrecer disculpas y asumir la responsabilidad por las vidas perdidas. El contraste con el ignominioso festejo de López-Gatell por el fin de las conferencias vespertinas resultaba desgarrador.

Quizá nunca sabremos por qué se puso fin a las conferencias vespertinas, pero sin importar que desde entonces se han presentado dos olas importantes de contagios —la tercera causada por la variante *delta* y la cuarta a consecuencia de la variante *ómicron*— y se han perdido más de 82 000 vidas por COVID-19 (en cifras oficiales), las autoridades han tendido a hablar cada vez menos sobre la pandemia. A López-Gatell se le retiraron los reflectores y desde entonces vuelve al mismo podio solo de cinco a ocho minutos por semana para resumir las cifras de la pandemia cada martes en la conferencia matutina del presidente en una sección que denominan «El pulso de la salud». Las cifras del día se publican en internet en el informe técnico diario para que quien tenga interés las consulte y se actualiza la base de datos abiertos de casos y defunciones. Pero otros datos se han dejado de actualizar, como las cifras de contagios y muertes entre el personal de salud, que se actualizaba semanalmente, pero cuya última actualización se dio el 25 de octubre de 2021.[166]

Si bien las conferencias vespertinas estaban plagadas de fallas y hasta de desinformación —recordemos que fue desde ahí donde López-Gatell insistió en que el cubrebocas no tenía utilidad alguna para prevenir el contagio de COVID-19 y donde aseguró que habíamos aplanado la curva desde mediados de 2020, entre tantas otras mentiras—, servían para mantener viva la conversación sobre la pandemia. Porque, sí, aunque estemos cansados, la pandemia no ha terminado y es un tema sobre el que debemos seguir informando y alertando a la población. Aunque, claro, es más fácil ignorar un problema cuando se deja de hablar de él. Quizá sea esa, precisamente, la intención.

Pero ahora que López-Gatell se quedó sin reflectores y se encuentra cada vez más separado de los asuntos relacionados con la pandemia —por lo menos en apariencia— la pregunta que impera es ¿quién se encarga de gestionar y tomar decisiones sobre la pandemia en México?

EL INVITADO DE LA CORTE

¿Qué decir de López-Gatell cuando ya se ha dicho tanto? ¿Aquel que da la impresión de obedecer ciegamente a su jefe, que no es Jorge Alcocer Varela, el secretario de Salud que nadie reconoce, puesto que su papel como funcionario ha sido más como el de un fantasma? No, el superior inmediato de López-Gatell es Andrés Manuel López Obrador, él es quien le ordena lo que tiene que hacer y decir.

Pareciera que si a López-Gatell le dice «cállate», él se calla. Si le dice: que hay que restarle importancia a COVID-19, como lo hizo a inicios de la pandemia, López-Gatell se avienta el tiro de declarar ante millones de mexicanos que SARS-CoV-2 no es más peligroso que cualquiera de los virus que causan la gripe. Si le instruye que diga que no es necesario inmunizar a los menores de edad, el médico contradice todas las enseñanzas médicas y declara ante la nación que vacunar a niños resta una oportunidad de proteger a los adultos que lo necesitan más. Si le dicen: «Hugo, no vamos a gastar en pruebas, a ver cómo lo justificas», el epidemiólogo asegura, contra todos los principios epidemiológicos de contención de enfermedades infecciosas transmisibles entre seres humanos, que no es necesario diagnosticar a los enfermos. Imagino que debe haber hecho un berrinche terrible cuando le quitaron su *show* diario y lo relegaron a los escritorios ministeriales; pero, claro, eso también se lo calló. El lacayo más fiel del gabinete, Hugo López-Gatell.

«Solo se requiere una virtud para estar al lado del presidente: lealtad a ciegas. Es lo único que pide», describe así el matemático Arturo Erdely, en una de sus encendidas críticas, al vocero de la pandemia. «Eso significa que el presidente te va a mover como pieza en un tablero de ajedrez como él considere. Y tú te vas a dejar mover como una ficha. Y yo no he visto a nadie en el gabinete de AMLO que juegue mejor ese papel que López-Gatell. Por eso sigue ahí, porque ha hecho todo lo que el presidente le ha dicho. El presidente no quería usar cubrebocas y él se aventó la maroma más grande que se puede aventar un médico y le dio el gusto: en 2020 llegó a decir frente a millones de mexicanos que lo veían desde sus casas que "usar cubrebocas tiene una nula utilidad",[167] cuando esta discusión estaba más que muerta, porque la evidencia científica sobre el rol del cubrebocas en la prevención del patógeno es apabullante».[168]

«El presidente no quería gastar en vacunas, pues odia a las compañías farmacéuticas —continúa Erdely—, y ahí va el obediente López-Gatell a aventarse también ese tema, siempre complaciendo a su jefe, dando a la población información falsa o confusa. Claro que esto ha tenido un costo para López-Gatell, que ha dilapidado el poco o mucho prestigio que tenía en la comunidad científica y médica. También ha dilapidado su honorabilidad. Y estos costos son altos: para un científico, un epidemiólogo doctorado en la Universidad Johns Hopkins, como él, decir las cosas que dijo fue un suicidio profesional. Y lo hizo, ¡lo hizo sin chistar!», prosigue el doctor en ciencias matemáticas de la UNAM.

A López-Gatell parece quedarle solo un camino para su carrera: su lealtad al presidente. Él está dispuesto a hacer o decir lo que sea. Mientras López Obrador gobierne, tiene asegurado su futuro, aunque en la función pública también tiene los días contados, puesto que, si cambiara el signo político de la administración que hoy nos gobierna, adiós. Ningún otro partido lo aceptaría entre sus filas, por el desprestigio que hoy tiene su figura. Cabe recordar que, desde que empezó la pandemia, el *hashtag* #doctormuerte dedicado a López-Gatell ya ha sido *trending topic* en Twitter numerosas veces. ¿Quién va a querer al *Doctor Muerte* en su equipo?

Desde junio de 2021 el otrora zar del COVID-19 ya no da las conferencias sobre la pandemia. «Deben haber dicho "Esto ya estuvo, ya se empezó a vacunar", hicieron cuentas alegres y dijeron "Esto se termina aquí, ya", porque, efectivamente, la figura de López-Gatell está muy desgastada. Ya era hora de que el presidente hablara de otras cosas, como siempre quiso; porque siempre se refirió a la epidemia muy a su pesar», opina Erdely.

«Está claro que la pandemia arruinó todo su plan de gobierno. Entonces, una vez que pasó lo más álgido de la pandemia, pensó "Esto ya se tranquilizó, los niños van a regresar a las escuelas después del 6 de junio", cuando, con esto último, el tiro salió por la culata, porque a las dos semanas los planteles educativos que habían abierto tuvieron que volver a cerrar ante los contagios que hubo. Total, en su ceguera e ignorancia, pensaron que ya se acababa la pandemia. Y, nuevamente, subestimaron al virus. Mientras, fueron aprendiendo a administrar mejor la percepción de la población ante la pandemia, y lo digo en el sentido más negativo. Fueron desarrollando nuevas mañas para minimizar la pandemia. "Los jóvenes no se mueren tanto o no se hospitalizan tanto", decían».

Un mes después, el 27 de julio de 2021 para ser precisos, López Obrador anunciaba que su hijo menor, Jesús Ernesto, de 14 años, tenía COVID-19. «Y estuvimos conviviendo, porque no se sabía, porque a los adolescentes no les pega fuerte y yo ya estoy vacunado y no tuve problema, ni la mamá, y los dos nos vacunamos con AstraZeneca. Entonces, esa es una prueba»,[169] dijo el presidente, a pesar de la evidencia científica que alerta sobre los riesgos de infección severa en adolescentes y niños,[170, 171] y de la alta prevalencia de COVID largo en los menores de edad, incluso cuando han padecido COVID-19 leve.[172, 173]

En resumidas cuentas, el exzar de COVID-19 tuvo que conformarse con un estrellato en formato reducido: solo los martes, en las mañaneras del presidente de la nación, que le concede unos minutos para que diga, básicamente, lo que se le instruya. Así lleva meses aventándose maromas científicas; por ejemplo, justificando primero por qué no iba a proteger a los ancianos con dosis vacunales de refuerzo, solo para después retractarse y empezar la aplicación de las mismas. Y en noviembre de 2021 dio pena cuando tuvo que decir, mostrando una gráfica muy rudimentaria, que se había decidido que la población de entre 15 y 17 años sí sería vacunada, cuando llevaba más de un año dando explicaciones rebuscadas de por qué los menores de edad no requerían ser inmunizados contra COVID-19.[174] Dentro de poco —esperemos que así sea—, ojalá que lo escuchemos también retractarse de su insistente negativa a vacunar a los menores desde los cinco años, como debe ser.

La responsabilidad de López Obrador y de Sheinbaum

Pareciera que Andrés Manuel López Obrador se ha desmarcado un poco de su subsecretario de Salud. Antes se le escudaba decir que López-Gatell era «el experto» en epidemias y que las decisiones sobre la pandemia las tomaba él, desligándose así de cualquier responsabilidad en el tema. Pero algo cambió después de la segunda ola de contagios que tuvo su pico a finales de enero de 2021. Quizá el presidente de la nación percibió el desgaste que los contagios masivos y la dramática pérdida de vidas que se observaron en ese tiempo habían tenido sobre la credibilidad de López-Gatell, o se cansó de sus repetidos errores técnicos y de cálculo para mantener la pandemia bajo control; tal vez nunca lo sabremos.

Lo cierto es que dejó de usar a López-Gatell como frente, acaso solo como tapadera para algunos asuntos puntuales como los que antes mencioné, pero lo hizo a un lado en el manejo de la crisis sanitaria y ahora sin tapujos es el propio presidente quien a la vista de todos en algunas de sus conferencias de prensa toma directamente decisiones sobre la pandemia. Lo vimos en la mañanera del 13 de agosto de 2021, cuando López Obrador defendió e insistió en la reapertura de las escuelas en pleno pico de la tercera ola: «Necesitamos que los niños no estén encerrados, que no estén sujetos solo al Nintendo. Están siendo afectados la mayoría de los niños, de los adolescentes, por esta situación. Entonces sí es necesario el regreso a clases».[175] Las escuelas regresaron a clases presenciales, de acuerdo con su deseo e instrucción, prefiriendo el presidente que los niños y adolescentes mexicanos dejaran los videojuegos y probaran suerte ante la posibilidad de contagiarse de COVID-19 en planteles que no habían sido adecuadamente preparados para controlar el riesgo de contagio, con la mayor parte del alumnado sin haber sido vacunado y con los maestros sin los refuerzos de vacuna que necesitaban para garantizar su protección.

Como corolario, el presidente de la República le dio a la jefa de Gobierno de Ciudad de México, Claudia Sheinbaum, la libertad de llevar la pandemia como ella lo dispusiera en la entidad que encabeza. Y ella lo ha hecho con varios aciertos y también con algunos desatinos. Ante esa carta blanca, Sheinbaum reaccionó instalando quioscos con pruebas de antígeno gratuitas en algunos puntos de la ciudad, con un número limitado de pruebas y funcionando solo en días hábiles, pero fue mejor eso que no tener nada más que las pruebas en unidades médicas COVID, como ocurre en la mayoría de los estados de la República. Después, con esa misma libertad la alcaldesa respondió y se hizo cargo de la campaña de vacunación contra COVID-19 en Ciudad de México, haciendo a un lado a las torpes Brigadas Correcaminos que se utilizaron en el resto del país. Gracias a esto, la campaña de vacunación en la capital ha sido mucho más ágil y extensa que en el resto del país. Si algún acierto se le debe atribuir a la jefa de Gobierno de Ciudad de México y al equipo que a su mando se ha encargado de la logística no solo de la vacunación, sino también de las pruebas en quioscos y de otros aspectos relacionados con el manejo de la pandemia, es precisamente haber dirigido la mejor campaña de vacunación contra COVID-19 del país. La duda que queda es si las mismas libertades y presupuesto se les hubieran dado también a los gobernadores de otros estados, quizá habrían hecho un mejor trabajo en la gestión de la pandemia en sus entidades, y la población en el interior de la República se hubiera beneficiado de ello. Desafortunadamente, desde el Ejecutivo, el control de la pandemia nunca ha sido tratado como proyecto prioritario.

De vuelta al tema de la jefa de Gobierno de Ciudad de México, lo que se debe destacar es que la doctora Sheinbaum ha seguido al pie de la letra los deseos del presidente, incluso cuando han sido desatinados. Uno de los más notables fue el fiasco del supuesto retorno a las clases presenciales después de las elecciones intermedias del 6 de junio de 2021, que duró pocas semanas —como era de esperarse—, por el descontrol en los contagios y la falta de preparación en los planteles escolares que hasta la fecha persiste en la mayoría de ellos. El 18 de mayo de 2021, en la conferencia matutina, el presidente se enlazó por videollamada con Sheinbaum, quien se encontraba en un centro de vacunación en el que estaban inmunizando a personal educativo. El presidente le señaló: «Sería muy bueno que para la segunda semana de junio se reiniciaran las clases en la ciudad para terminar el curso, el ciclo escolar, terminar en julio, pero tener un mes cuando menos de clases presenciales para regularizar, para poner al día a todos los estudiantes».[176] El país se encontraba en la escalada de la tercera ola, el regreso a clases se planteaba para un día después de las elecciones federales intermedias que se llevarían a cabo en menos de tres semanas; muchos planteles escolares se encontraban en completo abandono desde hacía más de un año; el personal no había sido capacitado ni las aulas acondicionadas para garantizar un regreso presencial seguro. Pero ella, simplemente, asintió: «Estoy totalmente de acuerdo, presidente», dijo.[177] Y, siguiendo su instrucción, las clases presenciales se reanudaron en Ciudad de México el 7 de junio de 2021.

A partir de la tercera ola ocurrió un cambio general en la comunicación oficial; por lo menos, la proveniente del gobierno federal y de Ciudad de México. Sin conferencias vespertinas sobre la pandemia y con los cambios en los lineamientos para determinar el color del semáforo epidemiológico, los mensajes oficiales se volcaron hacia la negación de cualquier riesgo o gravedad relacionados con la pandemia. «No estamos ante una tercera ola», aseguraba Sheinbaum el 25 de junio de 2021,[178] cuando se había pasado ya un punto de inflexión y la curva de contagios mostraba una clara tendencia al alza.

«Vamos a reiniciar las clases, va a iniciar el nuevo ciclo escolar a finales de agosto. Llueva, truene o relampaguee no vamos a mantener cerradas las escuelas. Ya fue bastante», declaraba el presidente López Obrador el 24 de julio de 2021,[179] después del primer intento fallido de reabrir las escuelas, pero sin alumnos vacunados, maestros sin refuerzos y en medio del ascenso de la tercera ola.

Unos días después, pese al aumento semanal de 225 personas hospitalizadas, la alcaldesa Sheinbaum se negó a pasar el color del semáforo epidemiológico de naranja a rojo en

Ciudad de México, aunque los lineamientos así lo indicaban. Dijo: «Para nosotros estamos en color naranja, en la mañana dimos todos los argumentos, se está estabilizando; lo más importante es que todos nos sigamos cuidando», el 7 de agosto de 2021.[180] Un día después, aseguró: «Hay estabilidad y reducción de casos en Ciudad de México», el 8 de agosto de 2021,[181] cuando se detectaba un crecimiento exponencial y no se había aún alcanzado el pico de la tercera ola.

No ha sido distinto durante la cuarta ola. El 24 de noviembre de 2021 las autoridades sanitarias de Sudáfrica anunciaban la detección de una nueva variante del virus SARS-CoV-2 que se propagaba con rapidez en su territorio. Dos días después, la OMS la designaba como variante de preocupación y le daba el nombre de *ómicron*. En menos de tres semanas la variante había sido identificada en más de 70 países y se transmitía con rapidez en la mayor parte de Europa y en Estados Unidos. Las alarmas sonaban alrededor del mundo sobre la gran transmisibilidad y las propiedades para evadir a la inmunidad de la variante *ómicron*. En México, no fue sino hasta principios de enero cuando comenzamos a ver el aumento de casos de infecciones causadas por esta variante. Tuvimos tiempo para preparar, para anticipar su llegada y para mitigar el avance de su propagación en nuestro territorio. Pero nuestras autoridades jamás pasaron del cansado discurso demagógico y de la flagrante irresponsabilidad. El presidente llamaba al *pueblo* a reunirse en el zócalo capitalino tras el informe que ofreció por sus tres años en el gobierno, el 1° de diciembre de 2021. El gobierno de Ciudad de México informó que alrededor de 250 000 personas acudieron al evento.[182] Por su parte, Sheinbaum, también en diciembre, invitaba a los capitalinos a una serie de verbenas navideñas organizadas en el mismo sitio por su administración, ignorando por completo el peligro que teníamos en puerta.[183]

La retórica oficial en torno a la variante *ómicron* no se hizo esperar. Cómo olvidar, por ejemplo, aquella declaración del presidente del 10 de enero de 2022 con su segundo contagio de COVID-19: «La variante ómicron es un "covidcito", o sea, que no tiene la potencia que tenía la variante *delta*».[184] Considerando que, al cierre de este texto, pese a haber una mayor cobertura de vacunación en el mundo, la ola de defunciones diarias por *ómicron* a nivel global ya rebasaba el pico de la ola *delta*, al parecer el presidente se volvió a equivocar en su nueva generalización basada en una observación anecdótica personal. Las declaraciones de la jefa de Gobierno de Ciudad de México ante el avance de la ola *ómicron* no fueron más acertadas. Ciudad de México registraba casi 25% del total de infectados en todo el país, pero Sheinbaum aseguraba que no se suspenderían las clases presenciales, conciertos, ni eventos masivos: «Estamos en semáforo amarillo, pero no cambian las actividades de la ciudad».[185] La línea que siguen las autoridades federales y de Ciudad de México desde entonces ha sido dejar todas las actividades abiertas —a cualquier costo— y manejar la percepción de la población con mensajes demagógicos; la minimización del riesgo real; la manipulación de la interpretación de datos, o, simplemente, ignorando el problema.

Este punto merece una acotación. Es evidente que la economía y la sociedad en ningún país del mundo pueden soportar dos, tres o más años de cierres a las actividades económicas, educativas, culturales y sociales. No hay sociedad que aguante más confinamientos masivos. Acaso es en eso en lo que todos podríamos estar de acuerdo. Pero normalizar la muerte masiva e ignorar la enfermedad y el sufrimiento de tantos, no es una alternativa aceptable.

Podemos tener las escuelas abiertas, ¡desde luego!, siempre y cuando se establezcan medidas adecuadas para prevenir y vigilar los brotes de contagios dentro de los planteles. Debemos mantener abiertos los restaurantes, negocios y demás giros comerciales, ¡claro!, pero no si se ignoran los protocolos que deben seguirse para disminuir los riesgos de transmisión del virus. Lo mismo es aplicable para las actividades turísticas, culturales y de cualquier otro tipo.

La vida prepandemia no existe más, y no podremos volver a vivir como antes de diciembre de 2019 sino hasta que hayamos solucionado el riesgo mortal que esta enfermedad sigue representando para más de 3 000 millones de seres humanos que continúan siendo vulnerables por no haber recibido aún ni siquiera una sola dosis de vacuna. Podemos mantener las actividades humanas funcionando con relativa normalidad, desde luego; esa debe ser nuestra meta. Pero para hacerlo sin continuar poniendo, masivamente, vidas en riesgo, se requiere inversión, voluntad y educación. No podemos, por ejemplo, descartar los cubrebocas o ignorar que los espacios públicos cerrados requieren ventilación; pero, sobre todo, no debemos permitir que políticos como los que en México están al frente del control de la pandemia nos convenzan de que es aceptable normalizar la muerte prevenible de 3 000 o más mexicanos a la semana solo porque no tienen la voluntad de trabajar e invertir en prevención y educación.

En lo relativo a la pandemia, en la capital mexicana, que ocupa el primer puesto en el mundo entre las ciudades con más exceso de mortalidad, se hace lo que ordena Sheinbaum que, dicho sea de paso, no esconde su antipatía por López-Gatell. Así, desde ese giro en relación con el subsecretario, todo lo que ocurre ahora con la pandemia es claramente responsabilidad de López Obrador y de Sheinbaum en Ciudad de México.

Los gobiernos estatales

Hablando de responsabilidades, no hay que olvidar el papel de los gobernadores estatales, que ha sido demasiado pasivo. En concreto, se les dio muy poco margen de maniobra ante la crisis sanitaria, pero casi nada de presupuesto para pruebas de detección y otras estrategias de contención. Dentro de ese escaso margen, cada gobernador podría haber echado mano de sus arcas, hacer sacrificios presupuestarios y tomar el toro por los cuernos en lo relativo a la contención del SARS-CoV-2, en especial al principio de la pandemia, cuando la situación no se había salido tanto de control. Nada de eso ocurrió.

Pongamos por caso al gobernador de Jalisco, Enrique Alfaro Ramírez, que al principio de la pandemia intentó poner centros de aislamiento para enfermos de COVID-19. También habló de ampliar la capacidad de pruebas de diagnóstico, de no abrir gimnasios ni bares. Parecía que estaba genuinamente dedicado a tratar de controlar la pandemia de mejor forma en su estado que en otras entidades. Pero, después de las elecciones intermedias del 6 de junio de 2021, el gobernador jalisciense viajó a Ciudad de México para reunirse con López Obrador. Y regresó a su estado como si hubiera tenido un ataque de amnesia. Se olvidó de sus intentos de contención del virus y se plegó por completo a la política sanitaria federal. Incluso se le llegó a escuchar en una conferencia de prensa burlándose de los científicos que recomiendan la vigilancia de la calidad del aire en aulas con monitores de CO_2, la ventilación y la colocación de filtros. Y eso que Jalisco fue uno de los estados que más padeció la tercera ola. Por si se lo preguntan, en tierras tapatías nunca se concretó el sueño de hacer pruebas masivas entre la población, y en el último vistazo que di a las cifras de ese estado antes de cerrar este texto, en Jalisco, durante la cuarta ola, presentaban una positividad reciente (últimas cuatro semanas) vergonzosa de 82.1% y reportaba menos de 2 500 pruebas con resultado al día.

Algunos se montaron mediáticamente un poco mejor al inicio, como el ahora exgobernador de Nuevo León, Jaime Rodríguez Calderón, más conocido como «el Bronco», y quien, por conducto de su también ahora exsecretario de Salud, Manuel de la O, puso en práctica algunas medidas de contención, como una línea de atención a distancia para pacientes con COVID-19. «El Bronco» también estableció convenios con laboratorios privados para ampliar su capacidad de testeos. Allí las cosas se manejaron un poco mejor, pero los esfuerzos en el norte también fueron insuficientes.

Casi todos los gobernadores claudicaron, sin distinción de partido político. Prefirieron dejar morir a su gente que destinar recursos al control de la pandemia. Muchos de ellos sabían lo que se tenía que hacer; pero, al igual que López-Gatell, decidieron no hacerlo. Simplemente tiraron la toalla. Ninguno tuvo la valentía de tomar el control de la situación y decir: «Me vale, sacrifiquemos presupuesto de aquí o allá para salvar vidas». Hubo mucho que pudieron hacer. Ampliar la capacidad de pruebas en sus laboratorios estatales, por ejemplo. Sobre todo, porque al principio de la pandemia las pruebas de COVID-19 por PCR eran procesadas por los laboratorios del Indre en la capital del país y los resultados tardaban a veces de 10 a 15 días en emitirse, cuando ya el paciente en cuestión se había recuperado o, en el peor de los casos, había fallecido.

Estados con más recursos podrían haber hecho alianzas con laboratorios privados para agilizar este procedimiento. A finales de octubre de 2020 llegaron al país las pruebas de antígeno. Para entonces, los estados ya tenían forma de realizar localmente por lo menos algunas pruebas de PCR. Hoy por hoy, las pruebas de antígenos han sido de gran utilidad, pero tienen sus limitaciones. Hay que considerar que tienen un índice alto de falsos negativos (entre 15 y 25%), y que las pruebas por PCR se requieren para confirmación de resultados negativos con antígeno.

Colima, una entidad pequeña que pudo haber controlado muy bien su epidemia local con poca inversión, recibió de un laboratorio privado equipo en comodato y asesoría para ampliar su capacidad de pruebas por PCR a mediados de 2020. El gobierno colimense solo tenía que hacerse cargo de los reactivos, pero el gobernador José Ignacio Peralta Sánchez se echó para atrás con la propuesta. Ese pequeño estado es uno de los que más padeció durante la tercera ola. Más de la mitad de todas las defunciones registradas en el estado ocurrió durante esa ola *delta*. Hoy, en la cuarta ola, no van mucho mejor y tienen una positividad reciente, ridículamente alta, de 86.53%, más de 3 000 casos pendientes de resultado y escalando en vertical, y con menos de 800 pruebas con resultado reportadas al día. Qué distinto habrían contado esta historia, de haber tomado las decisiones correctas durante el primer año de la pandemia.

Se entiende que el dinero es un problema grave cuando a escala federal no hay apoyo para contener el virus en los estados. Pero los gobernadores tenían que hacerse bolas y resolverlo. Tenían la responsabilidad moral de hacerlo. Les faltó el temple para mandar a volar a López-Gatell, sobre todo cuando él les dijo, al principio de la pandemia, que se manejaran como quisieran. Había que hacer mucho más para controlar los contagios y salvar vidas.

La gobernadora del estado de Campeche, Layda Elena Sansores San Román, merece unas líneas aparte. En sus coloridas apariciones en redes sociales, su cabellera roja contrasta con su verborragia, que alienta el abandono del cubrebocas en espacios cerrados, y que traslada la discusión al exceso de plástico basura que producen. Habla de lavarse las manos, lo que sí es una medida de higiene importante, pero no como reemplazo del uso de mascarillas, cuando la evidencia científica sobra para demostrar que el contagio del SARS-CoV-2 se produce por los aerosoles que emiten las personas al hablar y respirar. Para terminar su diatriba, habla de la importancia de la alimentación, de evitar «los refrescos, la sal y la comida chatarra». «Nadie habla de eso», indica la gobernadora en uno de sus videos difundidos en Twitter. Pues no, nadie habla de eso, señora, porque mientras que una buena alimentación es deseable para una vida más sana en general, no influye absolutamente en nada en la transmisión de COVID-19.

Todavía queda mucho por hacer, por rectificar y planear en los meses (¿años?) por venir. La pandemia, por desgracia, no ha terminado aún.

6. Mentiras y desinformación desde los micrófonos oficiales

Los científicos y académicos que en México y en otras partes del mundo hemos alzado la voz por cuenta propia para dar información en torno a la pandemia o sobre el mal manejo de la crisis sanitaria por parte de diferentes autoridades, nos hemos encontrado con un camino tortuoso y cuesta arriba, ya que las redes sociales se plagaron de desinformación sobre el tema, proveniente de diferentes fuentes: los grupos antivacuna, los anticiencia, los politizados, los ignorantes y, en casos como el nuestro, incluso de las autoridades mismas.

Está bien documentado que, en 2020, las pocas veces que el subsecretario de Prevención y Promoción de la Salud, Hugo López-Gatell, se refirió al cubrebocas, dijo que no era útil en el combate contra el virus SARS-CoV-2, cuando había ya cúmulos de evidencia que decían lo contrario. Por otro lado, el mismo funcionario afirmó en repetidas ocasiones cosas tan absurdas como que los pacientes asintomáticos no transmitían la enfermedad, o que no hacía falta vacunar a los menores de edad: «Niñas y niños tienen un riesgo sumamente bajo cuando se compara con las personas adultas», dijo el 3 de junio de 2021 en conferencia de prensa.[186]

FIGURA 1. *Letalidad COVID-19 Mx edades de 0 a 50 años*

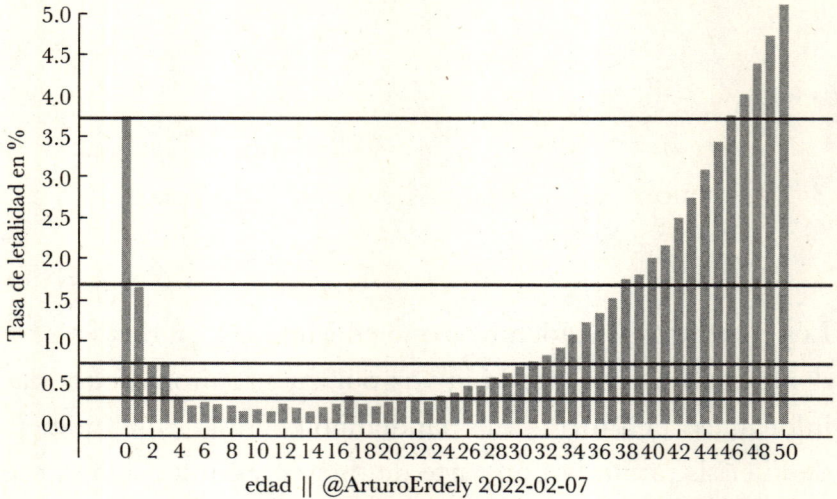

edad || @ArturoErdely 2022-02-07

Fuente: https://sites.google.com/site/arturoerdely/covid19mx

Las propias bases de datos abiertos de la Secretaría de Salud de México, sin embargo, contradicen sus palabras. En México, la tasa de letalidad por COVID-19 de los neonatos menores de un año, que ronda 3.7%, es similar a la de los adultos de 46 años. Asimismo, la tasa de letalidad de niños de un año, situada en 1.6%, se asemeja a la de personas de 38 años; la de 2 años, de 0.7%, a la de adultos de 30 y 31 años; la de 3 años (0.5%) es similar a la de adultos de 28 años y la de infantes de 4 años (0.8%) es comparable con la de adultos jóvenes de 22 a 24 años, solo por mencionar algunos ejemplos (figura 1).[187]

A pesar de que el riesgo para menores de edad de contraer COVID-19 severo y de ser hospitalizado es, en términos generales, más bajo que el de los adultos,[188] es importante saber que, en Estados Unidos, al 27 de febrero de 2022, habían fallecido por esta enfermedad al menos 1 430 menores de entre cero y 17 años.[189] En la misma fecha, en México —con una población cerca de 2.6 veces menor que la de Estados Unidos— se registraba en cifras oficiales la muerte de 1 202 menores de edad por COVID-19.[190] En Estados Unidos, así como en los países de la Unión Europea y en la mayoría de los países de Latinoamérica, se recomienda vacunar a toda la población de cinco años en adelante,[191] mientras que en México las autoridades se niegan a vacunar a menores de 15 años, bajo la falsa premisa de que no hay suficiente evidencia de que hacerlo les confiera algún beneficio.[192]

En México, la situación en relación con los niños y adolescentes parece seguir esta tendencia. El 14 de septiembre de 2021, en su informe sobre COVID-19 —ya hacía rato que el exrockstar de la pandemia no tenía su programa diario—, López-Gatell presentó una gráfica mañosa sobre casos de COVID-19 en menores de entre 5 y 17 años. El gráfico, con picos y bajadas que representaban contagios, correspondía al periodo del 16 de agosto al 11 de septiembre y, supuestamente, era la prueba de que con bajas en las infecciones en este grupo etario el regreso a las escuelas era seguro.[193]

El mismo día, el ingeniero químico y ambiental del MIT Alejandro Cano alertó que esa gráfica «mañosa» no demostraba nada. «Se aprovecha del retraso en el flujo de información para dar la impresión de una tendencia descendente donde no la hay», dijo entonces el ingeniero en su cuenta de Twitter. «Todavía es muy pronto para saber el impacto del regreso a clases presenciales en los contagios entre menores de edad. Tomará todavía dos o tres semanas tener información actualizada de la primera semana de septiembre». La estrategia del gobierno es clara: utilizar los rezagos en la información para difundir datos cuando le es útil a sus fines y frenarlos cuando no le conviene.[194]

Meses atrás, el 13 de julio de 2021, López-Gatell declaró: «la tercera ola epidémica tiene cuatro semanas desde que empezó el incremento acelerado de casos. […] Si bien los casos confirmados se comportan de manera semejante a la segunda ola epidémica y la primera ola epidémica, las hospitalizaciones tienen una separación muy notoria, muy importante, con una reducción superior al 75%, y esto es el efecto positivo de la vacunación».[195] En ese momento se tenía tan solo a 16% de la población vacunada con esquema doble y a 12% con esquema parcial. Esa cobertura era insuficiente para tener un efecto importante sobre el número de hospitalizaciones y muertes, como bien lo estaban demostrando países como Argentina, Colombia, Brasil y Uruguay que, con una cobertura bastante mayor a la nuestra, estaban pasando por su peor repunte de defunciones de toda la pandemia. Más aún, ese día el Sistema de Información de la Red IRAG (Infección Respiratoria Aguda Grave)[196] registraba 100% de ocupación de camas en unidades de cuidados intensivos (UCI) con ventilador en todo el estado de Nayarit, 82.1% en el estado de Yucatán. En Ciudad de México, todas las unidades médicas en las alcaldías de Azcapotzalco y Coyoacán reportaban 100% de ocupación de camas en uci con ventilador; 87.5% en

Tláhuac, 71.4% en Benito Juárez y 70% en Gustavo A. Madero. Doce días atrás, el 1° de julio, las mismas alcaldías presentaban una ocupación de camas en UCI con ventilador de 77.8, 0, 75, 0 y 42.8%, respectivamente. Era indiscutible, las hospitalizaciones estaban aumentando.

El 3 de agosto de 2021, en «El pulso de la salud» de la conferencia mañanera del presidente, López-Gatell presentó, de nuevo, una gráfica por demás engañosa, con la cual afirmaba que la letalidad entre adultos mayores había caído 30 puntos entre febrero y agosto de 2021, como producto de la vacunación.[197] Es verdad que tanto la letalidad como el porcentaje de muertes totales en la población de 60 años y más disminuyeron considerablemente después de que se inició la vacunación en este grupo etario. La letalidad cayó de cerca de 35% a aproximadamente 18% entre enero y junio de 2021. De forma similar, la distribución de muertes pasó de 65% a cerca de 35% entre los meses de marzo y junio. Pero para principios de agosto, ambos indicadores habían comenzado nuevamente a escalar, situándose la letalidad cerca de 22% y la distribución de muertes cerca de 55%. Esto, desde luego, no se mencionó en la conferencia de prensa.

Como estos, se pueden citar incontables ejemplos de desinformación sobre la situación de la pandemia proveniente de las máximas autoridades sanitarias y gubernamentales en el país. ¿Cómo olvidar, por ejemplo, aquel famoso «hemos podido domar la epidemia» del presidente de la República el 26 de abril de 2020?[198] Casi cinco meses después, el 8 de septiembre, el jefe del Estado mexicano repetía un discurso similar diciendo: «Vamos logrando domar esta pandemia y salvando vidas».[199] Ese día, México registraba en cifras oficiales 68 484 defunciones. Un año más tarde, el 8 de septiembre de 2021 la fatídica cifra se había casi cuatriplicado, situándose en 265 420 muertes confirmadas por COVID-19. Pero uno de los casos de desinformación más perniciosos ha sido sin duda el que ocurrió con la población de adultos mayores.

¿Por qué perpetuar la mentira de que las muertes entre los adultos mayores seguían disminuyendo, cuando los datos claramente indicaban que la tendencia favorable se estaba revirtiendo? Mi pregunta es retórica, por supuesto. Creo que en México todos sabemos bien cuál es el objetivo del discurso demagógico triunfalista: crear una falsa realidad que permita proteger e incluso avanzar la imagen de quienes están al frente. Pero mencioné que este caso fue especialmente pernicioso porque, de haber admitido en su momento el error y actuado en consecuencia, se hubieran podido salvar muchas vidas.

En los tiempos de aquella conferencia de prensa del 3 de agosto de 2021 los datos debieron utilizarse para tomar acción. Era claro que la vacunación había tenido un efecto muy positivo para disminuir la pérdida de vidas entre los adultos mayores, pero el beneficio comenzó a perderse después de cinco o seis meses. Para ese tiempo, se tenía suficiente evidencia científica de que los esquemas iniciales de vacunación estaban perdiendo efectividad justamente después de cinco o seis meses y de que la pérdida de protección era más pronunciada en las poblaciones de mayor edad.[200] Algunos países como Israel, Estados Unidos y varios en Europa habían comenzado ya a aplicar terceras dosis y refuerzos a sus grupos vulnerables. En México, el tema ni siquiera se mencionaba.

A principios de agosto de 2021, aproximadamente cinco de cada 10 muertes por COVID-19 registradas en México eran de adultos de 60 años y más. De las 251 740 defunciones confirmadas en las cifras oficiales, 156 120 eran de personas en este grupo etario (62%). Seis meses después, para el cierre de este libro, a finales de febrero de 2022, ocho de cada 10 muertes eran de adultos mayores y se habían sumado más de 42 000 defunciones a este grupo. En total, 198 226 muertes de adultos mayores en cifras oficiales, 224 340 asociadas a COVID-19, de acuerdo con el reporte de exceso de mortalidad con datos hasta la semana epidemiológica 52 de 2021. Si el discurso oficial hubiera tenido más la intención de cuidar las vidas que la imagen de los políticos a cargo de gestionar la pandemia, quizá la historia no se contaría de una forma tan trágica.

A finales de 2021, después de haber negado reiteradamente durante meses la utilidad de las terceras dosis y refuerzos de vacunas, se comenzó a hablar del tema con aceptación en las conferencias de prensa mañaneras de los martes. Para enero de 2022 se estaban ya aplicando las dosis a los adultos mayores; algo muy positivo, sin duda, pero los refuerzos llegaron demasiado tarde para proteger a muchos dentro de esta población tan vulnerable. De haber actuado en agosto —cuando ya se podía percibir que algo no iba bien—, quizá se hubieran podido salvar muchas de las más de 40 000 vidas que se perdieron en ese tiempo.

«El 31 de octubre estaremos terminando la vacunación con al menos una dosis de las personas de 18 y más años de edad, y entonces ya podremos considerar la posibilidad de extendernos de 16 a 18 en principio, cosa que sí está considerada ya en la política de vacunación, y en su momento y con base en la evidencia científica, no en presiones comerciales, que quede muy claro, con base en una evidencia científica que pudiera sugerir que es conveniente vacunar a personas de 16 o menos de edad, entonces podríamos considerar el incorporar esto en la política, y desde luego el registro sanitario que tuviera efecto para el uso de emergencias podría también amparar esta práctica», decía a principios de septiembre de 2021 López-Gatell,[201] recurriendo supuestamente a la ciencia, aun cuando nunca se apoyó en ella para diseñar una verdadera estrategia de control de la pandemia.

Lo curioso es que las evidencias ya estaban ahí para poder empezar a vacunar a los menores de 12 a 15 años desde el 10 de mayo de 2021 cuando en Estados Unidos la FDA aprobó la vacuna de Pfizer para uso de emergencia en ese grupo etario[202] y, todavía más, un mes después cuando concedió la misma autorización la agencia reguladora mexicana, Cofepris, el 24 de junio de 2021.[203] Hasta el cierre de este texto, en México se vacunaba solo a menores de 15 a 17 años y en el grupo de 12 a 14 años, únicamente a quienes presentan alguna comorbilidad.

Decir, sin embargo: «"podríamos considerar el incorporar esto en la política" no es lo mismo que planearlo. Lo segundo requiere presupuesto, firmar contratos y hacer pedidos. "podríamos considerar" es un recurso retórico que usa el propagandista para salir del paso e intentar ganar dos meses o más de tiempo», escribió por entonces el doctor Alejandro Cano.

El tiempo le daría la razón, pues, dos meses y medio después, López-Gatell era obligado por su jefe —el presidente de México— a anunciar el inicio del registro —no de vacunación aún— para que menores de entre 15 y 17 años se inmunizaran.

El problema es que, en medio de una pandemia, cuando es vital que más de 80% de todos los mexicanos estén vacunados, y cuando ya se demostró que las vacunas empiezan a perder efectividad a partir de los cinco o seis meses de aplicadas, hacer tiempo arruina cualquier estrategia sanitaria.

También, el 7 de septiembre el subsecretario dijo en la mañanera de López Obrador: «seguimos exitosamente vacunando en todo el territorio nacional, teniendo un ritmo continuo, arriba de 500 mil dosis al día, hemos estimado para cada una de las metas que cumpliremos, que el 31 de octubre terminaremos de vacunar a toda la población adulta mexicana con al menos una dosis».[204] El problema es que el subsecretario de Salud «miente como respira», escribía ese mismo día Alejandro Cano,[205] quien de enero a diciembre de 2021 se encargó de publicar actualizaciones del avance de la vacunación en México en el taller de datos de la revista *Nexos*.[206] El ingeniero Cano mostraba así una gráfica de las dosis diarias aplicadas correspondiente al periodo del 28 de agosto al 6 de septiembre en el que había días en los que apenas se superaban las 100 000 dosis.

TANTITA MADRE, POR FAVOR

El 31 de enero de 2021 todavía no había terminado la peor fase de la segunda ola. Esta cresta se desencadenó en parte por el llamado *#SemáforoGate*, la manipulación del semáforo epidemiológico por parte de la jefa de Gobierno de Ciudad de México, Claudia Sheinbaum, y de López-Gatell, para no pasar al rojo y que la gente pudiera salir a las calles a aprovechar el «Buen Fin», hiciera sus compras navideñas y tuviera sus fiestas decembrinas.

Esa segunda oleada, como ya expliqué extensamente al inicio de este libro, es la que más vidas ha cobrado durante la pandemia. Sin embargo, ese día, los protagonistas de las conferencias vespertinas que aún se llevaban a cabo cada noche, Hugo López-Gatell, José Luis Alomía y Ricardo Cortés Alcalá seguían repitiendo, ciegos a la catástrofe que estaba sucediendo en Ciudad de México, e insistían —recuerda Cano— en que «siempre ha habido camas disponibles para enfermos de COVID-19».

«Gracias a la #ReconversiónHospitalaria, las personas pueden ser atendidas por Infección Respiratoria Aguda Grave #IRAG en camas generales y en caso de complicaciones por #covid19 existe disponibilidad de camas con ventilador para atender a quien lo requiera. #GobiernoSolidario», tuiteaban ese mismo 31 de enero, desde la cuenta de la Secretaría de Salud, con fotografías de Ricardo Cortés Alcalá, micrófono en mano durante su participación en la conferencia vespertina.

«Todos conocemos testimonios que demuestran que esto es falso», retrucaba desde su cuenta Alejandro Cano, que pedía «#TantitaMadre cada vez que lo repitan».[207]

Un mes antes, el 18 de diciembre de 2020, el periodista Ciro Gómez Leyva tuiteaba: «Este hombre murió por #covid19 en el vestíbulo del Hospital General. En #Locatel les dijeron que sí había camas disponibles, pero al llegar no lo recibieron porque estaban saturados. Sus hijos solo pudieron decirle: "Hicimos todo lo que pudimos, pa, te lo juro"».[208]

Dos días después del cínico tuit de la Secretaría de Salud con Ricardo Cortés sobre la reconversión hospitalaria, otro periodista, Joaquín López-Dóriga, escribía en relación con un video filmado en vivo que circulaba en redes, en el que se mostraba la saturación de los hospitales en medio de una pandemia completamente fuera de control. En el portal de noticias del periodista se veía la foto del cuerpo de un hombre de 48 años que había fallecido, tapado por una cobija, a pocos metros de la puerta del Hospital Magdalena de las Salinas del IMSS, en la capital mexicana.

En el video, filmado en vivo, se observa cómo los familiares del paciente, todavía con vida, les pedían a los médicos del centro hospitalario que lo atendieran. «Familiares de la víctima indicaron que el hombre tenía complicaciones renales y que habían recorrido distintos hospitales para atenderlo… El hombre se desvaneció y nadie, presuntamente por protocolo, salió pese a que en el interior había personal médico y de seguridad. Después de unos momentos, al lugar arribaron paramédicos a bordo de una ambulancia y únicamente certificaron la muerte del hombre», publicó en ese momento el portal del periodista. «La familia subrayó que el hombre, que tenía complicaciones renales, no estaba contagiado de COVID-19».[209]

¿Importa que la víctima estuviera libre del SARS-CoV-2? Esta muerte, que entra en ese agujero negro de muertes no etiquetadas, no asociadas a COVID-19, no contadas explícitamente en el exceso de mortalidad al que ya me he referido en capítulos anteriores, no habría sucedido si los hospitales de Ciudad de México no hubieran entrado en el colapso que los gobernantes insisten en negar. Y, aunque lo nieguen, el fallecimiento de este señor entra en el conteo de víctimas a causa de la pandemia. Al igual que todos esos pacientes oncológicos que no pudieron continuar sus tratamientos porque muchos hospitales fueron reconvertidos a hospitales COVID, o todos aquellos que vieron interrumpidas sus sesiones de diálisis por la misma causa, o los niños con cáncer que desde hace un par de años vienen sufriendo por el desabasto de medicamentos. Mientras tanto, López Obrador prefirió seguir con su diatriba contra Gómez Leyva, López-Dóriga y periódicos como *Reforma* o *El Universal*, y solo repetir que «se ha utilizado lo del desabasto para afectar al gobierno, al movimiento».[210]

Las postales del horror siguieron en enero de 2021: el día 31, la edición mexicana del periódico *El País* mostraba un corto video con imágenes de ambulancias con un enfermo de COVID-19 tosiendo y ahogándose, bajándose de un coche con su tanque de oxígeno y sin tener a dónde ir.[211] En dicho video se puede escuchar que el paciente, postrado en una camilla dentro de una ambulancia en movimiento, dice: «Es que me dijeron que era más fácil en una ambulancia». El hombre no encontró cama en un hospital y los camilleros no podían hacer nada al respecto. «¿Quién te dijo eso? Estás mal...», le responden. Una voz en *off* cuenta: «Llegas [al hospital], entras y de un lado están los cadáveres y del otro los pacientes. Literal dicen: "Déjame desocupo esta cama, pasamos estos cadáveres al área fría y ahorita la limpiamos y te la damos". O muchos pacientes están parados, muchos están sentados».[212] Mientras, camilleros y choferes dan lo mejor de sí, recogiendo a gente que tendría que estar en una unidad de terapia intensiva (UTI), sin poder ayudarla ni darle consuelo.

A estos mismos camilleros, expuestos a una carga viral elevada, el gobierno se negó a vacunarlos durante varios meses, porque no laboraban, según las autoridades, en «la primera línea» de combate contra COVID, o porque pertenecían al sector privado y tenían que esperar su turno. #TantitaMadre.

¿Qué se puede esperar?

La tragedia en la que continuamos inmersos fue también resumida a inicios de febrero de 2021 por el doctor Francisco Moreno Sánchez, médico internista infectólogo, de quien hablamos en el primer capítulo de este libro. Jefe del servicio de medicina interna en el Centro Médico ABC de Ciudad de México y exdirector del programa COVID-19 en ese mismo nosocomio, compartió en sus redes, en febrero de 2021, un estudio realizado en el Instituto Nacional de Nutrición y Ciencias Médicas Salvador Zubirán (INCMNSZ), en sus palabras, «uno de los mejores hospitales de México», y que muestra «cómo la disponibilidad de camas ha sido uno de los mayores engaños en el manejo de la pandemia por COVID-19 en nuestro país». En el escueto espacio de un tuit, Francisco Moreno Sánchez resumió el estudio al declarar que «45% de los fallecidos no tuvieron acceso a terapia intensiva».[213]

El mencionado estudio,[214] conducido por Antonio Oliva Martínez, José Luis Cárdenas Fragoso, José Víctor Jiménez y otros 16 autores —adscritos al INCMNSZ y al Departamento de Bioestadística de la Universidad de Washington en Seattle—, concluye que 45% de los pacientes admitidos en el INCMNSZ no sobrevivió porque no recibió cuidados intensivos por falta de camas en las UTI. Además, el porcentaje de mortalidad se debió mayormente a la falta de camas en estas unidades, lo que indirectamente sugiere que la saturación hospitalaria fue uno de los principales factores que contribuyeron a la elevada mortalidad en este centro de salud.

«Si así están nuestros Institutos Nacionales de Salud, ¿cómo estarán el resto de los hospitales?», preguntaba en un tuit el médico y analista en políticas de salud, Xavier Tello.[215]

UN TENDAL DE HUÉRFANOS

Para responder los desvergonzados tuits de la Secretaría de Salud había varios usuarios de la red del pajarito que retuitea-ban un texto desgarrador, publicado en el blog del sitio web de Animal Político y que fue escrito por el hermano de un hombre de 62 años, fallecido por COVID-19 luego de deambular durante días buscando una cama de hospital, mientras sus familiares hacían fila de madrugada frente a la empresa Infra para recargar tanques de oxígeno que apenas duraban unas horas.

Aquel texto decía:

En 18 días vivimos junto a él un infierno de negligencias médicas y la ausencia de un Estado que garantizara su derecho constitucional a la salud. Su calvario inició en la etapa de detección y análisis clínico. El 19 de diciembre, Luis, sintiéndose mal del estómago, tuvo que hacer la primera de muchas filas que siguieron, a las cuatro de la madrugada, para tener ficha y lugar en una prueba que resultó positiva. Dos días después del diagnóstico su respiración requería de oxígeno; una segunda fila de cuatro horas en la empresa Infra nos permitió comprar tanques de 632 litros que solo duraban dos horas; no había de otros, nos dijeron. Cuatro tanques y sus insumos: 30 000 pesos. Era insuficiente, también mi hermana contagiada necesitaba oxígeno. Siguiente paso, buscar en un océano de estafadores y especuladores dos concentradores de oxígeno, acudimos a estos ante la respuesta de empresas establecidas de que estaban agotados y no había en renta. Gracias al apoyo de mi cuñado compramos a crédito dos aparatos en Durango que, con la inseguridad de la carretera, trajo a la Ciudad de México junto con dos amigos manejando toda la noche para poder enfrentar la crisis. El costo de esta operación fue de 70 000 pesos. Las recargas de oxígeno merecen un comentario especial. Ante la demanda excesiva, la empresa Infra trabaja 24 horas; las filas interminables del día nos obligaban a recargar nuestros cuatro tanques a las dos de la madrugada, donde el riesgo de contagio y sobrecogimiento eran menores, porque las filas eran menos largas. Esas eran las filas del desánimo y la zozobra: mucha gente en franca desesperación, que con angustia y lágrimas tenían que salir de la fila al enterarse del costo de los cilindros y del oxígeno; le llamaban a su familia y pedían cooperación con las personas formadas para completar una recarga. Se respiraba tristeza e impotencia. Sabíamos que la gente sin oxígeno iba a morir y no podíamos hacer nada. La condición de mi hermano se agravaba. Muchas llamadas infructuosas al 911, en las que nos indicaban que lo atendiéramos en casa porque no había lugar en hospitales, hizo necesario contratar una enfermera. Ambulancias que nunca llegaron, solicitudes de traslado a un hospital que nunca fueron atendidas. Entendimos el doble discurso: por un lado, se decía en las ruedas de prensa gubernamentales que había capacidad hospitalaria, pero en realidad no había camas, ni médicos, ni equipos. La sugerencia del 911 siempre fue que se atendiera en casa.[216]

El viacrucis de Sergio Garcías, autor del texto, no terminó con la muerte de su hermano, ocurrida el 5 de enero de 2021. Siguió más allá, porque ningún médico quería ir a su casa a firmar el certificado de defunción.

Hubo que pagarle a un médico 4 000 pesos para que viera al fallecido de manera remota y firmara el certificado. Pero el dolor y las frustraciones no acababan: la funeraria tardó 17 horas en retirar el cuerpo de su hermano, tal era la cantidad de muertos que la segunda ola había provocado y los retrasos de los servicios fúnebres para recoger cadáveres. Y otro problema: el seguro de gastos funerarios no incluía la cremación, lo que se sorteó porque alguien les prestó su plan. Porque a los muertos por COVID no se les entierra, y las funerarias hacen su agosto cobrando más —unos 20 000 pesos aproximadamente— por cremarlos.

De ahí se entiende mejor aun lo que contaba en uno de los capítulos anteriores el matemático Arturo Erdely: muchos deudos, por motivos que en muchos casos tienen que ver con el dinero, no quieren poner que la causa del deceso de sus seres queridos fue COVID-19. Así y todo, tras pagar extra por la cremación y haber obrado correctamente en todos los pasos, en el certificado de defunción del hermano de Sergio Garcías figura «insuficiencia respiratoria». Por más que el acta de defunción no mencione COVID-19 como la causa de muerte, la suya pasará a engrosar la funesta cifra de exceso de mortalidad de la capital mexicana y no habrá consuelo ni para él ni para el hijo que su hermano dejó huérfano.

Me parece que Alejandro Hope, analista de seguridad y columnista en *El Universal,* lo sintetizó bien en un tuit en el que compartió el artículo de Sergio Garcías: «Desgarrador texto. Y en el gobierno todavía se atreven a presumir que "nunca se desbordaron los hospitales". Malnacidos».[217]

Como corolario, cabe recordar que, después de India, México es el segundo país en el mundo con mayor número de menores de 18 años huérfanos de padre o madre o ambos progenitores, fallecidos por COVID-19. En un estudio publicado el 24 de febrero de 2022 en la revista *The Lancet Child and Adolescent Health* se calculó que, hasta el 31 de octubre de 2021, los cinco países en el mundo con más orfandad por COVID-19 eran: India con 1 917 100 menores que habían perdido a uno o ambos padres; México con 192 500; Brasil con 169 900; Estados Unidos con 149 300, y Sudáfrica con 134 500 menores de edad huérfanos.[218]

REINA LA ANTICIENCIA EN EL MUNDO DE LA POSVERDAD

Vivimos una época extraña en la que, quien dice o busca la verdad, corre el riesgo de ser desprestigiado, difamado y hasta violentado. Sin pudor ni conflicto, la mentira se voltea, se proyecta, se acomoda y se repite *ad nauseam* en redes sociales hasta que algunas personas comienzan a creer que es verdad. Eso la perpetúa y amplifica aún más.

La calumnia se ha convertido en el arma de elección que utilizan quienes se comunican en redes sociales con el objetivo principal de apoyar una ideología política determinada o de adoctrinar a otros dentro de ella. Lo es también para quienes, por el otro lado, persiguen como objetivo central en sus comunicaciones golpear a tales o cuales ideologías o personas que las siguen. Ningún disparate es demasiado pequeño, grande o absurdo para calumniar a alguien o para construir una realidad alterna. Y, desde luego, no es necesario tener prueba o evidencia alguna de que exista siquiera un gramo de verdad, porque la verdad no existe como tal: se crea, se inventa.

Es un mundo extraño y patético de bandos eternamente divididos y en disputa por el *ustedes y nosotros*, en el que no hay hechos, verdades ni evidencias, sino que incluso la ciencia exacta puede convertirse en materia nimia de debate, pero no de debate de conocimientos, sino de opiniones. Ahí gana el que grita más fuerte o el que logra más seguidores que apoyen su opinión, tenga o no la razón. Es un universo desconcertante para la mayoría de las personas que tenemos formación científica.

En la ciencia se aspira al conocimiento que puede conducir a una verdad. Las verdades provienen siempre de las evidencias y se aceptan como tales, a menos que se demuestre lo contrario con evidencias más robustas. El conocimiento y la evidencia son las guías que utiliza la ciencia para llegar a verdades —parciales o completas—, sobre las cuales se genera nuevo conocimiento que conduce a su vez a la búsqueda de evidencias adicionales.

Durante la pandemia ha ocurrido un fenómeno *sui generis* que —hasta donde sé— no tiene precedente. Académicos y científicos alrededor del mundo —cada uno por cuenta propia, a título personal y desde su trinchera— levantamos la voz a partir del inicio de la pandemia y comenzamos a verter información en medios de comunicación, publicaciones y redes sociales, con el objetivo de informar y dar apoyo a la población, así como de contribuir con nuestra experiencia y ramo de conocimientos a aportar soluciones al complejo problema que ha representado el control de la pandemia en muchos países del mundo.

Durante la primera parte de la crisis en 2020 tuve un sentimiento de gran soledad en esta labor. Así lo expresé en mi primer libro *Un daño irreparable. La criminal gestión de la pandemia en México* (Planeta, 2021). Supuse al inicio que la comunidad científica y académica del país se unirían ante el evidente manejo fatídico de la pandemia, pero no fue así. Encontré mayormente silencio por parte del gremio y solo algunas voces aisladas como las de Arturo Erdely, Francisco Moreno, Alejandro Macías, Xavier Tello, José Ignacio López Birlain y Arturo Rodríguez Leyva, entre otros. Creo que fue precisamente por eso, porque no hubo en un principio otras voces que lo hicieran, la razón por la que perseveré en alzar la mía.

Hacia la segunda parte de 2020 y principios de 2021 se unieron más voces afines en redes sociales y medios de comunicación, que contribuyeron de forma importante al esfuerzo de la pandemia en México, como Alejandro Cano, Marco Sánchez-Guerra, Ana María L. Tamayo, Julio César Soto, Mario Romero Zavala, Cristian Villanueva, Irma Aguilar-Delfin, Boris Osmán Martínez Vásquez, Laurianne Despeghel, Isaac Chávez Díaz, Héctor Rossete, Sandra Lopez-León, Roselyn Lemus, Andreu Comas, Carol Perelman, Marcela Saeb Lima y Guillermo Torre, entre varios otros.

Además, poco a poco empecé a conocer colegas de Estados Unidos, Canadá, Sudáfrica y de países europeos, como España,

Reino Unido y Alemania, quienes al igual que nosotros en México, habían estado dedicando su tiempo a intercambiar información científica con otros colegas y a informar a la población general sobre temas tan diversos como características del virus SARS-CoV-2, la enfermedad COVID-19, medidas de prevención, estadísticas de todo tipo sobre la pandemia, manejo clínico de COVID-19, pruebas diagnósticas, variantes, tratamientos tempranos, vacunas, vías de transmisión, inmunidad y muchos más. Esa parte, el haber coincidido en este mismo esfuerzo voluntario con tantos profesionales, expertos en diferentes campos, ha sido una de las experiencias más positivas y gratificantes que me quedaron durante el segundo año de la pandemia.

Desafortunadamente, la mayoría —quizá todos— coincidimos también en un fenómeno que ha sido negativo y desgastante. Nos convertimos —unos más, otros menos— en blanco de diferentes grupos: ya sea de anticientíficos, negacionistas, antivacunas, políticos y hasta simples fanáticos que por una razón u otra se oponen enérgicamente a que se expresen diferentes realidades y evidencias científicas sobre el virus, la enfermedad, las vacunas, las medidas de prevención o el manejo gubernamental de la pandemia. Cada grupo tiene su propio estandarte y está dispuesto a defenderlo contra viento y marea, sin importar las evidencias científicas que se presenten y sin limitar el grado de agresividad y de violencia contra quien pise los talones de su causa. El problema es particularmente grave en Twitter.

En ocasiones, terminan siendo cientos de personas que atacan, insultan, calumnian, amenazan, agreden o difaman en un mismo hilo de información en Twitter. Los antimascarillas, porque se les quiere asfixiar en su propio CO_2. Los antivacunas en general porque «tratas de acabar con la especie humana». Los antivacunas para niños porque «eres infanticida». Los negacionistas porque el virus ni siquiera existe y eres un descerebrado. Los procharlatanería porque les escondes la cura milagrosa contra COVID-19. Los paranoicos del *big-pharma* porque trabajas para alguna farmacéutica y te has vendido. Los enamorados de una vacuna en particular —aunque no esté aprobada por ninguna agencia reguladora internacional— porque no la recomiendas y eres un *antivaxxer*. Los misóginos porque eres mujer. Los politiqueros porque te paga el partido contrario y eres golpista si señalas los errores que su servidor público predilecto cometió gestionando la pandemia. Vaya, hasta los que amanecieron de malas entran al quite porque no les gusta tu foto de perfil o no quieren saber más de la pandemia.

Se convierte en una forma extraña y violenta —casi surrealista— de comunicar la ciencia; particularmente, cuando se hace de forma altruista. Lo cuento un poco en tono sarcástico y burlón, pero la situación se torna seria cuando vienen acusaciones de mentir deliberadamente; de perseguir intereses oscuros o ilícitos; de ser financiados por partidos políticos y grupos de interés o hasta de querer dañar a los demás. Yo he padecido sobremanera este tipo de agresiones casi desde el inicio de la pandemia. Pero los ataques se recrudecieron y se volvieron sistemáticos después de la publicación de *Un daño irreparable*. Desde entonces he estado sujeta a constantes campañas de desprestigio y difamación.

Increíblemente, para los políticos no parece haber consecuencia, castigo o siquiera reprobación alguna, a pesar de que mienten descaradamente, utilizan la pandemia para sus propios fines político-electorales y son responsables de las acciones y decisiones que han llevado a centenas de miles de personas a morir innecesariamente. Tampoco omito señalar que a ellos sí se les paga por el trabajo que desempeñan.

Recuerden, por ejemplo, cómo el 25 de junio de 2021 Claudia Sheinbaum, en conferencia de prensa, descartaba que la ciudad que gobierna estuviera entrando en la tercera ola.[219] «De ninguna manera, no estamos ante una tercera ola, por lo pronto. Lo que hay es un ligero incremento en los casos, particularmente en las personas entre 30 y 49 años, ese es el grupo de edad donde está aumentando el número de personas que son positivas», aseguró la jefa de Gobierno de Ciudad de México. «No hay que alarmarse, no es un tema de alarma en la ciudad, sencillamente de cuidado», señaló.

En esa fecha, se cumplían cinco semanas consecutivas de incrementos sostenidos en el número de casos. Estábamos ya, de hecho, en el ascenso de la tercera ola. Pero ¿por qué mentirle a la población? Si lo sabíamos quienes solo tenemos acceso a los limitados datos abiertos que la Secretaría de Salud hace públicos, lo sabían desde antes ella y todas las autoridades que tienen acceso a datos mucho más extensos y precisos. Hasta la fecha, después de dos años de pandemia me sigue costando trabajo entender el motivo para mentirle a la población. Mientras que es evidente que la motivación está ligada a tratar de cuidar su imagen haciendo creer que marcha de maravilla esa gigantesca responsabilidad que tiene en sus manos de gestionar la pandemia en Ciudad de México, resulta —por una parte— casi infantil mentir sobre algo que no se puede ya detener, algo que ocurrirá con certeza y que, cuando ocurra, hará evidente la mentira. Pero más importante todavía, procurar el bienestar de la población a la que representa debería estar por encima de cuidar su imagen. Y ¿cómo puede la población protegerse de una amenaza cuando se le ha hecho intencionalmente ignorante del riesgo? Cuesta mucho trabajo comprender que nuestros servidores públicos sean así.

De cualquier manera, no fue necesario esperar días o semanas a que avanzara la ola de contagios para desmentir a la jefa de Gobierno; el mismo día del anuncio en el que insistió en que no había razones para alarmarse, López-Gatell la desmintió admitiendo que estábamos ya en la tercera ola. Lo hizo durante una participación que tuvo como invitado en el programa *El Chamuco TV* de Canal 22,[220] que es financiado por el gobierno mexicano, y que conducen varios moneros, incluyendo a Rafael Barajas Durán y a José Hernández.

Con pura sonrisa y recién despedido de su *prime time* vespertino, el subsecretario de Salud se daba tiempo para hablar de la «epidemia de desinformación» que, según él, azota a México y al mundo, y que tiene un «efecto tóxico en el comportamiento social». Para este epidemiólogo, lo más grave, antes que las olas de contagios descontrolados, las más de 238 000 muertes por COVID-19 que ya se sumaban a las cifras oficiales y las más de 520 000 que se registraban en el exceso de mortalidad, era la catarata de *fake news* sobre la pandemia que, más que en cualquier otra parte, se ha fabricado durante dos años en su propia dependencia.

En el programa, como si fuera un semiólogo o un experto en comunicación, López-Gatell se dedicó a hablar de «contenido discursivo» y del concepto de infodemia, en lugar de referirse a su materia: la epidemiología. Así habló de información «sin base sólida», pero «sin malicia». La otra vertiente de la infodemia, vinimos a enterarnos, es la que «siembran con ánimo de distorsionar la percepción de la realidad ciertos grupos políticos, económicos». A veces, esta epidemia de información viene del exterior y «se infiltra». «Como el virus que no he sabido contener», le faltó decir.

En su perorata habló de flujos de desinformación que circulan por «canales formales e informales», y por medio de «*bots* o *trolls*». También de «cómo las curvas epidémicas se anclan de ciertos temas», «bombardean a la Cuarta Transformación» y se limitan a «números fijos». Así se creó «la idea de que en México había muerto medio millón de habitantes», siguió en la transmisión, «una narrativa falaz, de que eso es culpa del gobierno [...] Uno lo puede ver en *Reforma*, su sucursal *El Universal*». Y ahí mismo lo escuchamos hablar de «oleadas de odio» y de gente que lo para en la calle al grito de «¡Medio millón!». «¿De dónde sacan esa cifra?», preguntaba López-Gatell ante sus interlocutores, desconociendo que la propia Secretaría de Salud en la que trabaja había mostrado ese dato, 520 336, para ser precisos, en el reporte más reciente del exceso de mortalidad publicado en el sitio oficial del gobierno de México.[221]

La pregunta aquí es: ¿por qué López-Gatell y sus secuaces niegan algo tan evidente, difundido por las propias dependencias del gobierno? ¿Cree que los mexicanos somos tontos?

Pero, ahí mismo, los tres moneros a sueldo del régimen actual de gobierno en *El Chamuco TV* se me fueron a la yugular al hablar de una «dentista que publicó un libro sobre la pandemia en México» y «al que le hicieron un ruido increíble». López-Gatell ignora —tal vez— que sí, soy cirujana dentista —y a mucha honra—, y que no solo estoy doctorada en ciencias médicas por la Universidad de Harvard, sino que soy microbióloga —disciplina que estudia los virus, las bacterias y otros microorganismos, por si López-Gatell no lo sabe— y que dirijo el Laboratorio de Genética Molecular, que fundé en la UNAM hace ya unas décadas.

A López-Gatell nada de eso le importa, pues dice en la mencionada emisión que «el libro de la dentista» se pliega a la tendencia de los «grupos de interés» por tratar de «desprestigiar la figura del vocero [de la pandemia]». «Claramente, esta señora no es epidemióloga y no tiene ni el contexto ni la formación para opinar autorizadamente sobre la epidemia», finaliza.

Cuatro días después del anuncio de Sheinbaum asegurando que no estábamos en la tercera ola, el 29 de junio de 2021, López-Gatell remató en la conferencia matutina del presidente, admitiendo que se registraban ya varias semanas con la curva de contagios en ascenso, desmintiendo nuevamente lo dicho por la jefa de Gobierno.[222] Lo inverosímil de esa historia es que, no conforme con haber sido evidenciada por mentir una vez con un tema tan delicado que pone vidas en riesgo, lo hizo casi exactamente igual en una segunda ocasión con la cuarta ola.

«Si puede venir una cuarta ola de COVID o no, lo veremos a partir de la información que viene. No hay ningún signo, hasta el momento, que nos diga que va a haber incremento en el número de hospitalizaciones», aseguró el 26 de noviembre de 2021, descartando que se estuviera en riesgo de una nueva ola de contagios por la variante *ómicron*.[223] Cuatro semanas después, inició la cuarta ola.

MATEMÁTICAS DE FICCIÓN

En esa misma emisión televisada del 25 de junio de 2021, López-Gatell y los tres moneros a sueldo del régimen se dedicaron a hablar de la falta de medicamentos oncológicos para niños con cáncer, que según el subsecretario no existe, sino que es una fabricación de los padres que tienen el afán de desprestigiar al gobierno. Pareciera que el funcionario encargado de la pandemia no tiene límites, pues en el programa llamó «golpistas» a los niños con cáncer. Los moneros con el mismo desdén e indolencia simplemente asintieron.

Va aquí un dato: apenas el 11 de noviembre de 2021 su jefe directo, el presidente de la República, admitió que sí hay desabasto de medicamentos.[224]

Sigamos. En el mismo programa, López-Gatell habló de la cobertura de la vacunación, diciendo que era de 80% de la población; cuando, hasta entonces, los menores de 15 a 17 años no habían empezado siquiera a ser inmunizados, faltaban varios grupos etarios por vacunar con primeras dosis, y una gran cantidad de personas de 18 años en adelante no habían recibido los esquemas dobles. La realidad es que el día del programa, el subsecretario mintió descaradamente, la cobertura real de vacunación de México en esa fecha era de 22.92% con por lo menos una dosis, 14.31% con esquema inicial completo y 8.61% con una sola dosis.

No quiero olvidarme de la jefa de Gobierno de Ciudad de México, Claudia Sheinbaum, quien el 29 de octubre de 2021 informó que «se cumplió con la meta de vacunación en la capital del país»: 13 480 322 vacunas aplicadas en las 16 alcaldías de la ciudad. La funcionaria, que hizo el anuncio durante una gira por Campeche, a donde acompañó al presidente de la República, dijo: «100% de los residentes en la ciudad fueron vacunados con su primera dosis, 94% con su esquema completo».[225] Las palabras de la jefa de Gobierno fueron enseguida desmentidas por el periodista de *El Heraldo TV* Jesús Martín Mendoza, quien manifestó que él no forma parte de ese 100%, pues, como residente en la capital mexicana, no se inmunizó «por decisión propia».

Tampoco sabemos qué ha sido de todos aquellos mexicanos que se vacunaron en el extranjero, si residen en Ciudad de México y, si es así, por qué Sheinbaum los cuenta entre los inmunizados. Importantemente, si los menores de edad no están siendo vacunados, es imposible tener vacunada a la totalidad de la población. De hecho, incluso si los menores de cinco años en adelante se estuvieran vacunando, jamás se alcanzaría el 100% de cobertura por la sencilla razón de que aún no existe una vacuna autorizada para aplicación a los infantes más pequeños de cero a cuatro años.

Aquí quiero dejar en claro que la meta que deberíamos estar persiguiendo es tener a 90% o más de la población total vacunada. Pero el presidente aspiraba a que a finales de octubre todos los mayores de 18 estuvieran vacunados con al menos una dosis. De entrada, esa meta —hacia finales de febrero de 2022— aún no se había alcanzado. Al cierre de este texto, 85 192 820 personas habían recibido por lo menos una dosis de vacuna. La cifra incluye a los menores de edad de 15 a 17 que han sido inmunizados y a los de 12 en adelante con comorbilidades que han recibido vacuna, pero en México hay cerca de 88 millones de adultos de 18 en adelante, de acuerdo con datos del Inegi de 2020. La meta del presidente no se había alcanzado a finales de febrero de 2022. Pero cabe preguntarnos si ese debió siquiera ser el objetivo por perseguir. La vacunación contra COVID-19 no puede ser una estrategia finita, sino un esfuerzo permanente.

Tenemos información nueva que llega cada día y que se desconocía cuando se estableció el Plan Nacional de Vacunación, a finales de 2020. No me cansaré de decirlo: hay que vacunar a los menores de edad a partir de los cinco años, y poner refuerzos a toda la población de 12 años en adelante, empezando por los profesionales de la salud, los adultos mayores, las personas con enfermedades preexistentes y a todas las personas que fueron inoculadas con las vacunas de CanSino o Sinovac.

El 29 de octubre de 2021 la FDA aprobó para uso de emergencia la vacuna de Pfizer pediátrica para aplicación a menores de 5 a 11 años.[226] Un mes después, el 25 de noviembre, la agencia reguladora de medicamentos europea, EMA, concedió la misma aprobación.[227] Y ¿por qué en México la Cofepris no se ha tomado la molestia de hacer lo mismo? Las declaraciones de la secretaria de Salud de Ciudad de México, Olivia López Arellano, y de Jorge Alcocer, secretario de Salud de la nación, sobre el tema, han sido francamente desconcertantes y hasta ignominiosas para dos de los funcionarios del más alto nivel a cargo del sistema de salud del país.

El doctor Jorge Alcocer primero hizo una declaración vergonzosa, contradiciendo todo el conocimiento médico y científico sobre el tema, diciendo que él no vacunaría a sus nietos porque «los niños tienen un sistema inmunológico de maravilla y cómo vamos a entorpecer ese aprendizaje de su sistema inmunológico, de sus células que nos defienden en toda nuestra vida, con la llegada de una estructura totalmente inorgánica como es una vacuna, desde luego en su contexto biológico es sólida, es válida, pero no lo tenemos todavía como para responderle». Terminó afirmando: «Yo respondo: a mis nietos no los vacuno».[228] Su declaración fue sencillamente absurda, tanto así que no se podría imaginar que semejante disparate viniera de un médico cirujano, mucho menos de uno especializado en medicina interna y después en inmunología. Menos de dos meses después, siguiendo la misma línea de desestimar la utilidad de las vacunas contra COVID-19 para menores de edad, remató sugiriendo que los niños que contraen la enfermedad se curan solo con tés, remedios caseros y VapoRub.[229]

Olivia López Arellano, por su parte, no se quedó atrás. El 28 de octubre de 2021 hizo la misma declaración que el secretario de Salud, afirmando que ella tampoco vacunaría a sus nietos porque: «Si bien no existe el riesgo cero sí hay uno muy reducido».[230] El subsecretario López-Gatell simplemente ha seguido —con la misma firmeza y necedad con la que desestimó durante tanto tiempo el uso del cubrebocas— en la línea de que no es necesario vacunar a los menores de 15 años porque se «carece de evidencias científicas»[231] de que hacerlo les traiga algún beneficio, lo cual es absolutamente falso.[232]

Pero aquí una de las preguntas que impera es: ¿por qué tres médicos, supuestamente destacados (López-Gatell, Alcocer y López Arellano) han sido capaces de ridiculizarse públicamente adoptando posturas anticientíficas y hasta contrarias a la ética médica? Parece ser, por lo menos en parte, que es debido al afán por defender una postura decidida por el presidente de la República —sin duda, por motivos económicos—, con tal de no contradecir los deseos del mandatario.

Entonces, la pregunta que sigue es: ¿hay algún funcionario en una posición de toma de decisiones que ponga la salud de la población y, particularmente, la de los niños mexicanos por encima de su deseo de quedar bien con el presidente de la República? Las evidencias de los últimos dos años, lamentablemente, indican que no, no lo hay, y esa es una calamidad en cualquier momento, pero particularmente durante una pandemia.

En suma, sobre vacunación, tenemos datos escasos, incompletos y, a veces, incoherentes. Un ejemplo: entre el 28 y el 29 de octubre de 2021 se reportaron 55.9 millones con esquemas de vacunación completos. Al día siguiente se reportaron 60.1 millones, lo que quiere decir que, en 24 horas, se aplicaron más de cuatro millones de dosis. Ese mismo día, el gobierno reportó 606 000 dosis aplicadas. Las cuentas no cuadran. Lo delicado es que, sin datos abiertos, no hay forma de hacer análisis independientes para comprobar cuál es el avance real de la vacunación.

Entonces, al margen de este desastre numérico que acabo de mencionar, pareciera que López-Gatell se empeña en hacer matemáticas imposibles, pues a su 80% de la población le falta una gran franja de personas: aquellas entre cero y 14 años, que son alrededor de 32 millones de almas (según el Inegi).[233] De modo que, si 80% de 127 millones de habitantes equivale a 101 millones de personas, hay que restar esos 32 millones que, como buen político mañoso, el subsecretario ha olvidado.

7. Normalizar la tragedia

Se habla cada vez menos del avance de la pandemia a pesar de que la situación todavía es grave. En Ciudad de México, en noviembre de 2021, ignorando todo lo que estaba sucediendo, se abrieron al público eventos masivos como el festival Corona Capital o el Coca-Cola Flow Fest. Está claro que esta metrópoli y la economía nacional en general necesitan las derramas que generan este tipo de actividades masivas.

Pero recordemos que las acciones en Oriente demostraron que velar por la economía no tiene por qué ir en contra de las medidas para prevenir la transmisión de COVID-19. Aun así, la jefa de Gobierno capitalina, Claudia Sheinbaum, quien ya tiene el pleno aval del presidente, se ve cada vez más envalentonada y con una actitud de «voy derecho y no me quito»; «estamos vacunando, es todo lo que haremos». Así lo vimos cuando, en medio de la tercera y cuarta olas, abrió escuelas, giros y organizó celebraciones masivas en el Zócalo, como la réplica de la pirámide del Templo Mayor que se erigió en el centro de esa plaza, en agosto de 2021, y que incluyó espectáculo de luces y audiovisuales. En diciembre organizó, también en el Zócalo, las verbenas navideñas, cuando se esperaba la llegada de la variante *ómicron* al territorio nacional.

Todas estas actividades propician una mayor movilidad —¿ya vieron que el tránsito metropolitano desde hace tiempo es igual o peor que en épocas prepandémicas?—, lo que, sumado a la apertura de las escuelas sin las medidas preventivas adecuadas, preparó la antesala para la propagación masiva de la variante *ómicron* en la que se presentaron más contagios que en cualquier otro momento de la pandemia.

Hoy, en el ámbito gubernamental y entre la ciudadanía, se habla solo de vacunación. Parece que ya no hay más medidas de prevención: la gente se amontona en últimas fechas —incluso sin cubrebocas— en lugares mínimos y sin ventilación, como los elevadores. Las aglomeraciones ya forman nuevamente parte del paisaje urbano cotidiano. Mientras, de tanto manipularlo, el semáforo epidemiológico se descompuso. Prácticamente nadie hace caso de los cambios del semáforo, y las actividades se llevan a cabo de la misma forma, sin importar su color.

ACOSTUMBRARSE A LA TRAGEDIA

«No deja de ser inquietante cómo ha dejado de ser noticia [la pandemia]; qué exitosos han sido AMLO y sus propagandistas para cambiar de tema, cómo la sociedad mexicana parece haber normalizado no solo la adversidad de la pandemia, sino, más aún, la incompetencia de las autoridades para gestionarla. Es como si una espesa sombra de fatiga, aturdimiento o fatalidad se hubiera apoderado del alma nacional, como si ya no pudiéramos o no supiéramos o no quisiéramos protestar contra el mal gobierno. Donde hace apenas unos años parecían abundar la indignación y la exigencia ciudadanas, hoy imperan la indiferencia y la resignación colectivas», escribía, en octubre de 2021, el analista político Carlos Bravo Regidor.[234]

En medio de ese entumecimiento mental que parece afectar a la mayoría de la ciudadanía, mientras muchas personas siguen falleciendo, la mayoría de los mexicanos dice aprobar la manera en que López Obrador ha gestionado la crisis sanitaria. Así lo asegura el *tracking poll* de Mitofsky, citado por Bravo Regidor: «Salvo durante los primeros cuatro meses de la pandemia», el porcentaje de aprobación de la ciudadanía «siempre ha estado por encima de 50%». A finales de septiembre de 2021 ese número alcanzó 61%, apuntó el columnista e investigador, seguramente harto de la ceguera de muchos ante lo que es claramente un manejo criminal de la pandemia y que ha tenido, como meta aparente, «no cuidar la salud de la población, sino lucrar políticamente con la crisis».[235]

Otra voz que también se ha manifestado en contra de la banalización de la crisis sanitaria, y en contra de este estado seudocatatónico, de anestesia o nebulosa mental en el que se encuentran muchos ciudadanos, ciegos y pasivos ante la tragedia en la que estamos inmersos, es el médico infectólogo del Centro Médico ABC, Francisco Moreno Sánchez, a quien ya he mencionado a lo largo de este libro. El 22 de noviembre pasado, el también médico internista publicó en *Reforma* una columna en la que se mostraba alarmado por la trivialización de las cifras «que diariamente da la autoridad y que parecen ser la rutina del reporte meteorológico. Incluso se celebra que el número de nuevos fallecidos baje de 100, porque parecería que ya está todo controlado». Aunque, al mismo tiempo, la mayoría de los ciudadanos hace oídos sordos a las recomendaciones para prevenir una infección «porque el hartazgo del tiempo ya es más fuerte que el propio miedo a resultar infectado», escribió.

Frente a la banalización de la muerte, Moreno Sánchez recordó que, como médico, «no hay forma de acostumbrarse a ver morir a los que enferman y se van sin que puedas hacer nada para evitarlo. El dolor es terrible cada vez que tienes que comunicar a la familia que su ser querido ha dejado de existir y que, en muchas ocasiones, ni siquiera tuvieron la posibilidad de despedirse porque se encontraba aislado».

Por último, quien fuera director del programa COVID-19 en el Hospital ABC hizo un llamado a la ciudadanía: «No debemos ver con normalidad que la vacunación en estos días tenga un ritmo tan bajo como el que se ha reportado. En los últimos siete días se ha vacunado en promedio a 148 420 mexicanos diariamente, cuando se supone que existen 31 millones de viales para aplicarse en el país. No podemos acostumbrarnos a que la vacunación siga tan lenta, a que tengamos muertos diariamente, a conformarnos con un 49% de la población con esquema completo». Y a que en México «hayan muerto más personas dedicadas al cuidado de la salud que en cualquier otro país».[236]

México: el peor alumno

Mike Ryan, epidemiólogo irlandés que funge como director ejecutivo del Programa de Emergencias Sanitarias de la OMS y tiene una vasta experiencia en el manejo de epidemias —lideró el manejo de varias epidemias de Ébola en África, por ejemplo—, ha mencionado un punto central respecto a México: señala que el peor error que se ha cometido en nuestro país ha sido no anticiparnos al virus. Solo nos defendemos de lo que nos acontece y no aprendemos del pasado para evitar cometer los mismos errores. Eso ha costado muchas vidas.

En diciembre de 2020, cuando México estaba en la ola más letal, durante una conferencia de prensa a la que asistieron Ryan y el director de la OMS, Tedros Adhanom, una periodista recalcó que el presidente de México no usaba cubrebocas. Con su diplomacia habitual, el titular del organismo internacional indicó que la OMS «no entra en comportamientos individuales», pero remarcó que «los líderes deben dar "el ejemplo"». Y Ryan aprovechó para hacer un llamado a que «todos los líderes del mundo [...] sean un modelo en el uso de mascarillas. La gente requiere comunicación muy clara. Si lo que ven en un cartel no lo cumplen las autoridades, hay confusión».

Para entonces ya era conocida la animadversión del mandatario mexicano por la mascarilla —todavía faltaban unos meses para que López Obrador dijera, luego de contagiarse de COVID-19: «No [usaré el cubrebocas], no. Ahora, de acuerdo a lo que plantearon los médicos, ya no contagio».[237] Poco después, Jair Bolsonaro, presidente de Brasil, quien en el plano ideológico supuestamente se encuentra en las antípodas de López Obrador, pero que se ha portado de forma igualmente irresponsable con la gestión de la pandemia, el día en que su país alcanzaba por primera vez el funesto récord de 1 582 muertes por COVID-19 en un solo día, se daba el lujo de menospreciar en público el uso de mascarillas, al aducir que eran «malas para los niños» y que usarlas podía causar «dolores de cabeza, dificultad para concentrarse y una disminución en "la percepción de la felicidad"».[238]

Volviendo a México, no era la primera vez que la OMS apuntaba con el dedo a nuestro país. Ya en agosto de 2020, durante la primera ola de contagios en México, quien fuera asesor principal de la Iniciativa de Erradicación Mundial de la Poliomielitis de 2013 a 2017, acusó al gobierno de López Obrador por la bajísima cantidad de pruebas de detección que realizan las autoridades en nuestro país, lo que provoca que haya un subreporte de casos y fallecimientos: en México, se hacen «aproximadamente tres pruebas por cada 100 000 personas diariamente; Estados Unidos, por ejemplo, hace 150 pruebas por cada 100 000 personas. Las pruebas positivas [en México] continúan siendo muy altas, con hasta 50%, y eso significa que muchísima gente no está siendo diagnosticada o está siendo diagnosticada muy tarde, y esto tiene un impacto diferente en las distintas comunidades del país», declaró Ryan.[239]

En tanto, Maria van Kerkhove, epidemióloga de la OMS, explicó que cuando en un país se hacen pruebas y un alto porcentaje resulta positivo (entre 40 y 50%), «es posible que se necesite hacer muchas más pruebas, ya que seguramente hay casos que no se están detectando». Ryan también indicó en esa oportunidad que, en México, las personas que viven en zonas pobres «son hasta 50% más vulnerables a morir de COVID-19 y que, aunque la mortalidad en general en el país es alta, en las comunidades indígenas es peor».[240]

Con la política de solo hacer pruebas a los que tienen síntomas —y de ellos, en hospitales públicos, solo a uno de cada 10—, el subsecretario de Salud, Hugo López-Gatell, no solamente deja implícito que una de las mejores herramientas con que hoy se cuenta para contener al virus se menosprecia en México, sino que así lo manifestó. De hecho, el subsecretario de Prevención y Promoción de la Salud dijo que ampliar las pruebas de detección a la población es «un desperdicio de tiempo, de esfuerzo, de recursos». Para justificar tamaño sinsentido, el vocero de la pandemia indicó que «México no tiene como propósito contar cada uno de los casos, sino acudir a los mecanismos eficientes modernos y probados para atajar la pandemia».[241]

Durante la cuarta ola de contagios en México, esa constante y absurda negativa del vocero a hacer un número suficiente de pruebas que permitiera, aunque fuera medianamente, conocer la dispersión comunitaria real del virus para tratar de contener su expansión, llevó al país, después de cerca de dos años de pandemia, a donde quizá había querido desde el principio el subsecretario que se llegara: a andar totalmente a ciegas.

La variante *ómicron* generó una ola masiva sin precedente de contagios, y vaya que eso es decir mucho en un país en el que jamás se procuró detener la propagación de los contagios y cada ola trajo consigo récords de casos diarios confirmados cada vez más altos. Al no haber procurado ampliar la capacidad de pruebas del país lo suficiente para poder afrontar un embate súbito semejante de nuevos contagios al día, se llegó rápidamente al tope máximo de pruebas diarias que en el país se podían procesar al día: alrededor de 75 000. Esto hizo que el número de casos se estancara de forma artificial en aproximadamente 47 000 durante varias semanas. Al seguir habiendo, en realidad, cada vez más contagios en la población, sin tener las pruebas suficientes para poder detectarlos, lo que ocurrió fue que la positividad comenzó a escalar. Los casos confirmados se mantenían relativamente estables, incluso a ratos parecían empezar a descender, pero la positividad reciente seguía aumentando.

Las cifras comenzaron a estar tan distorsionadas por la grotesca insuficiencia de pruebas que los modelos y las proyecciones dejaron de tener sentido. Se volvió imposible determinar si la tendencia nacional o las curvas de tales o cuales estados realmente estaban descendiendo o si lo que se observaba era un artefacto de la falta de pruebas diagnósticas. Nunca, durante toda la pandemia, se habían registrado niveles de positividad tan altos. Más de 75% de los estados de la República llegaron a registrar cifras de positividad reciente (últimas cuatro semanas) por arriba de 70%. El colmo fue ver estados como Quintana Roo, Nayarit y Colima en donde la positividad en su punto más alto llegó a superar 90%. Si creyéramos esa cifra, eso querría decir que nueve de cada 10 habitantes en esos estados estaban contagiados.

Queridos lectores, un breve paréntesis para contextualizar. De acuerdo con los lineamientos de la OMS, para pensar que en un sitio determinado la epidemia está bajo control, la positividad debe estar por debajo de 5%. Si la positividad está arriba de 20% significa que la epidemia se desarrolla aún de forma activa y que a las medidas de mitigación (uso de cubrebocas, distanciamiento social, ventilación, etc.) se debe agregar la implementación de medidas de contención epidemiológica (pruebas, rastreo de contactos, aislamiento) para disminuir la carga viral comunitaria.

Continúo. Hemos navegado completamente a ciegas por la cuarta ola. Al cierre de este texto, mientras que ya en la mayor parte del país se cantaba victoria y las luces del semáforo epidemiológico descompuesto pasaban a amarillos y verdes, la positividad en 23 (71.9%) de los 32 estados de país seguía rebasando 60%. En 10 de ellos la positividad se situaba arriba de 70% y en seis de esos estados era todavía superior a 80%. En Nuevo León, por ejemplo, en donde el propio gobernador, Samuel García prácticamente decretó, vía tuit, el fin de la pandemia en su entidad el 27 de febrero de 2022,[242] las estadísticas continuaban mostrando contradicciones que hacían imposible determinar el estado real del avance de la epidemia. Por una parte, la curva de casos nuevos llevaba una tendencia evidente a la baja; pero, a la par, la positividad reciente se mantenía por arriba de 75%. En términos simples:

no es posible dar por terminada, ni siquiera por controlada, la epidemia con estas cifras.

LOS CAMINOS DE LA VIDA

Cuando los doctores Arturo Erdely, Alejandro Cano y yo nos expresamos públicamente contra el regreso a clases presenciales, en redes sociales nos tacharon de alarmistas y de ser antiaprendizaje, antieducación y no sé qué otras tonterías más. Nuestro punto nunca ha sido en pro de los confinamientos ni del cierre de las escuelas, sino en favor de asegurar que se retomen las actividades con las medidas sanitarias correctas para proteger la salud de las personas y de la comunidad. No se toman estos recaudos y, en cambio, se apura el regreso a clases, «llueva, truene o relampaguee»,[243] como dijo López Obrador, al que le preocupa tanto que los niños estén metidos en el Nintendo, pero no que se contagien o lleven el virus a casa.

A como diera lugar, las clases presenciales comenzarían a finales de agosto, según el mensaje de López Obrador en julio pasado. Recordemos, además, que el presidente de la nación declaró, a finales de ese mes, en un acto realizado en Veracruz, que «ya no vamos a tener cerradas las escuelas; México y Bangladesh son los países que más tiempo han tenido cerradas las escuelas».[244]

Llegó agosto y el presidente volvió a extenderse sobre el tema: «Que una familia decida "no quiero que vayan mis hijos a la escuela", pues no, no van, van a tener la opción de la televisión, de la educación a distancia; pero yo estoy optimista. Y vamos a estar pendientes de que no se contagien los niños [...] Y tenemos pues que correr ciertos riesgos, como todo en la vida. Imagínense si no salimos porque nos puede pasar algo, pues nos vamos a quedar todo el tiempo ahí, encerrados. No, tenemos que enfrentar las adversidades, los caminos de la vida no son como imaginaba. ¿Por qué no pones esa? Vamos a escucharla, sí, vamos a escucharla. No, no, no, después me dicen: "Oiga, estuvo muy aburrida la mañanera". Ayer leí a alguien que dice: "Estoicamente tuve que aguantar toda la mañanera, qué aburrida"».[245] Ahí mismo, el mandatario ordenó que sonara, en plena rueda de prensa en el Palacio Nacional, la canción «Los caminos de la vida», para amenizar la conferencia. Para que los mexicanos combatieran el virus a fuerza de voluntad, buena onda, música. Y echándole ganitas. Sin cosas superfluas como una mascarilla, ventilación o pruebas de diagnóstico.

En las mañaneras del presidente, en las que actualmente los martes López-Gatell goza de unos minutos para recordar su antigua gloria, el subsecretario de Prevención y Promoción de la Salud, junto con su jefe, se la pasó diciendo que los niños no se enfermaban de gravedad, que no se morían de COVID-19, que al fin, si había infecciones, iba a haber muy pocas muertes. En definitiva, la orden que emanaba de la máxima autoridad del país era que los niños volvieran a clase, muy literalmente, lloviera, tronara o relampagueara. Lo mañoso fue asegurar que iban a morir «pocos niños», cuando la muerte de un solo niño a consecuencia de una enfermedad prevenible por medio de la vacunación y otras medidas simples de prevención ya es demasiado. En las escuelas públicas no se tomó medida alguna para acondicionarlas según los recaudos que se recomiendan —ventilación adecuada, filtración del aire, vigilancia de la calidad del aire con monitores de dióxido de carbono en espacios cerrados, entre varios otros—; tampoco se hizo nada por capacitar al personal educativo sobre el uso de cubrebocas, la distancia entre niños, la ventilación, la vigilancia de contagios, etcétera.

Sin ninguna preparación ni instrucción adecuada, se regresó a las escuelas por decreto presidencial, porque ya era problemático para el presidente que los niños siguieran en sus casas con sus videojuegos. Y como nunca se hizo rastreo ni búsqueda intencionada de casos en las escuelas, todas las cifras presentadas por las autoridades fueron mañosas. Hay evidencias suficientes para saber que las escuelas pueden convertirse en focos importantes de contagios hacia la comunidad si no se implementan las medidas necesarias para disminuir la transmisión de virus, así como para vigilar y controlar los contagios y brotes dentro de los planteles.

Particularmente en los menores de edad, la prevalencia de casos asintomáticos es muy alta. Si esos casos no se detectan oportunamente para poder aislarlos, cortando así sus cadenas de transmisión, se convierten en vectores de propagación silenciosa de la enfermedad, afectando a otras poblaciones tanto dentro como fuera de la escuela que pueden tener mayor riesgo de padecer cuadros severos de la enfermedad e incluso de morir. Pero la alta prevalencia de contagios asintomáticos en menores de edad hace imposible detectar los casos, a menos que se tenga un programa de búsqueda activa de casos por medio de pruebas.

En muchas partes del mundo, por ejemplo, Escocia, se llevan a cabo de forma permanente programas de vigilancia de contagios en las escuelas, lo cual permite detectar los casos de forma temprana, aislarlos y asegurar que las actividades en el plantel puedan continuar sin riesgo para el resto de población. Varios estados norteamericanos como California y Nueva York implementaron también programas de vigilancia en escuelas, donde se hacen pruebas semanalmente a los alumnos y se monitorea la situación.[246] Como las escuelas mexicanas nunca han tenido programas para vigilar la transmisión de la enfermedad, la realidad es que no sabemos cuántos niños se han infectado por el regreso a clases presenciales. Quizá nunca lo sabremos. Lo cierto es que cuando López-Gatell o la secretaria de Educación, Delfina Gómez Álvarez, se paran el cuello en las conferencias de prensa, asegurando que en las escuelas no ha habido contagios y que el regreso a clases presenciales no ha generado aumentos en los casos de COVID-19, lo que están haciendo en realidad es mentir y tratar de engañar a la población.

Lo que las cifras oficiales de la pandemia registran representa solo una muestra pequeña de la realidad. En los casos confirmados oficiales existen solo pacientes sintomáticos. De tal manera que los casos de menores de edad contagiados que reportan alegremente el subsecretario y la secretaria de Salud capitalina cuando se llenan la boca de mentiras representan únicamente una parte de la minúscula fracción de niños contagiados que sí presentaron síntomas.

LA MALA INFORMACIÓN

Por esas fechas, Alejandro Cano habló públicamente, en reiteradas oportunidades, sobre la necesidad de monitorear la calidad del aire en las aulas, de filtrar el aire, de ventilar adecuadamente los espacios… Y, hace unos días, hablando con una pediatra con un alto cargo en una institución pública, me di cuenta de que gran parte de la gente supuestamente preparada aún no entiende cómo se contagia el COVID-19. Esta médica me habló de «superficies con el virus», que «uno se toca el ojo después de haber tocado una mesa y se infecta», incluso habló de perros domésticos «con capacidad para esparcir el virus a humanos». Mientras la escuchaba, entré en pánico, porque si una pediatra especialista en enfermedades graves como ella se muestra tan ignorante respecto a este tema, ¿qué se puede esperar del resto de la población mexicana, los que nunca estudiaron medicina, los que apenas cursaron prepa o secundaria, los que ni siquiera pudieron asistir a la escuela primaria o tuvieron que dejarla para salir a trabajar?

También recordé a un conocido periodista con el que platiqué en *petit comité*. Me comentó, entre otras cosas, que había vuelto al cine después de mucho tiempo y que lo tranquilizaba el hecho de que «en esos cines de cadena andan limpiando a cada rato». También me quedé sin palabras.

Hoy día, los cines de México tienen butacas libres, señalizadas, para que nadie las ocupe y haya algo de sana distancia —apenas de un metro, cuando las recomendaciones del Centro de Control de Enfermedades de Estados Unidos indican que se debe mantener una distancia social de 1.82 metros—[247] entre dos personas que se supone van juntas a ver una película. Pero se trata de espacios cerrados, donde, a pesar de esta reducción en el aforo, se junta mucha gente, sin ninguna o muy poca ventilación en la mayoría de los casos. *Ergo,* trapear con desinfectantes y aplicar *sprays* «sanitizantes» no hace mella en el virus, que queda suspendido en el aire, dentro de aerosoles respiratorios, en esos espacios. Ni siquiera un simple ventilador… Vi lo mismo en las redes sociales de una conocida comunicadora y conductora. En su cuenta de Instagram se podía reproducir el video de una posada navideña en la que adultos y niños se amontonaban bajo la piñata, todos sin cubrebocas. La organizadora, una persona muy capaz y con varios títulos académicos, permanecía impasible, sin mascarilla, en un salón de usos múltiples con las ventanas cerradas «porque estaba fresco».

Si gente cultivada se muestra tan ignorante sobre este tema, estamos ante una gran falla en la difusión de información veraz sobre cómo se contagia este coronavirus. Y en esta cuestión, en el reparto de responsabilidades, figuran, obviamente, nuestras autoridades sanitarias, desde Jorge Alcocer hacia abajo. Los medios de comunicación también han contribuido a esta situación: «Desde los medios no hay una intención ni un esfuerzo de transmitir mensajes sencillos sobre las medidas a adoptar para protegernos del virus», destaca Alejandro Cano. «Con el virus SARS-CoV-2 existe la particularidad de que no se sabe quién contagia. El motor de esta epidemia es que quien transmite no tiene ni tendrá síntomas o que quien tendrá síntomas aún no los presenta y, mientras, en esa primera etapa, dispersa el patógeno. Desde el principio de la pandemia, y durante muchas semanas, nos insistieron con el lavado de manos y la desinfección de superficies, pero no destacaron que se sabe desde hace tiempo que la principal forma de contagio es inhalar aire con partículas exhaladas por alguien infectado. Y yo creo que sería sencillo desarrollar una campaña de comunicación como la que se está haciendo ahora en Reino Unido, en la que se muestra cómo, cuando la gente habla, salen partículas flotando que otro puede respirar. Si abrimos una ventana, a estas partículas se las lleva el viento».

Para este ingeniero doctorado en el MIT, una estrategia de comunicación efectiva debería «transmitir la idea de que no sabemos quién contagia y que el virus se transmite por el aire que uno respira. Otra idea que no ha permeado bien es que las vacunas protegen, pero que no todas protegen igual y que la protección va decayendo con el tiempo, por lo que es necesario tener los refuerzos. Son mensajes que, con un poco de colaboración de los medios de comunicación, harían que la población estuviese más preparada para afrontar esta cuarta ola y otra que pudiera presentarse».

La lotería del covid

Esto de contagiarse con COVID-19, agrega Cano,

es como sacarse la lotería del coronavirus. Para no infectarse, se trata de comprar la menor cantidad de billetes posibles, o sea, no tomar riesgos innecesarios. Utilizar los cubrebocas de buena calidad, que ajusten bien la cara… No cuesta nada ponérselos al entrar a un lugar cerrado donde hay aire compartido. Si me voy a juntar con alguien, si ya decidí convivir con esa persona, puedo encontrarme en un parque, una terraza, etc. Pero no necesito respirar el aire de otras 200 personas, perfectos desconocidos con los que no me interesa convivir. No me voy a cansar de repetir que esta enfermedad se transmite por respirar aire contaminado exhalado por personas contagiadas, que no sabemos quiénes son. Porque pueden no tener tos ni fiebre, pasar el filtro del absurdo tapete sanitizante y el termómetro, pero apenas entran a un lugar concurrido empiezan a exhalar estas partículas, y otros a respirarlas. Y como el gobierno no hizo ni hará nada al respecto, está en nosotros convertir nuestros hogares, espacios de trabajo, escuelas o coches en lugares seguros. Eso incluye abrir ventanas para ventilar. Si hace frío, abrir al menos un poco la ventana. Y poner filtros de aire, como los HEPA comerciales. O construir, como mucha gente lo ha estado haciendo, estos filtros artesanales que se conocen con el nombre de cajas de *Corsi-Rosenthal* —en honor a Richard Corsi y Jim Rosenthal, quienes las diseñaron— con un ventilador de caja y cuatro filtros MERV. Esto puede ser una solución mucho más barata. En definitiva, se trata de proteger los espacios que controlamos.

Alejandro Cano da en el clavo cuando dice que, si el gobierno no nos ayuda en esta cruzada, debemos ser nosotros, los ciudadanos, los que nos cuidemos y evitemos infectarnos.

No creo en el *big government*, en el que el Estado se comporta como nuestra mamá o nuestro papá. Sin embargo, desde que empezó la pandemia, las autoridades han insistido en que el virus vive equis tiempo sobre cartón y equis tiempo sobre concreto y tantos otros materiales. Se concentraron en la infección por contacto, por medio de los fómites, como se les llama a los objetos inanimados que pueden llevar agentes infecciosos; pero, desde que la OMS declaró la pandemia —en marzo de 2020—, la ciencia ha ido avanzando; quizá en este tema de COVID-19 más velozmente que en cualquier otro en las últimas seis décadas. No obstante, las autoridades han sido renuentes a cambiar de estrategia y de discurso.

FALSO SENTIDO DE SEGURIDAD

Hace unas semanas fui al consultorio de mi médico, una persona también muy preparada, a aplicarme la vacuna contra la influenza. Había uno de estos «tapetes sanitizantes», así que le dije: «Oiga, ¿qué pasó? ¿Por qué tiene esa cochinada ahí?». Y me respondió: «No, no, ya sé que no sirve para nada, es un asco, pero si viene Cofepris a hacerme una inspección, me cierran el consultorio si no tengo el tapete». Y son las autoridades las que difunden esta información falsa y obligan a que se lleven a cabo medidas inútiles. Mientras no se den los mensajes veraces y necesarios desde el altavoz más poderoso, que es la plataforma comunicacional del presidente de la nación y toda su gente, la población seguirá siendo ignorante sobre el tema y eso la hace vulnerable. Como tristemente no podemos contar con las autoridades, debemos pues hacer nosotros esos esfuerzos e ir difundiendo la información correcta entre nuestros círculos, para que podamos contribuir a solucionar este problema que seguirá entre nosotros todavía durante un tiempo más largo.

Nuestras acciones individuales influyen de una forma importante en el desarrollo de la pandemia.

«Nos preocupa el falso sentido de seguridad que se da al decir que las vacunas han terminado con la COVID-19. Las vacunas salvan vidas, pero no previenen completamente la transmisión. Así que, por favor, tengan cuidado y usen una mascarilla, mantengan la distancia y abran las ventanas»,[248] tuiteó el director de la OMS, Tedros Adhanom Ghebreyesus, el 23 de noviembre de 2021. *DrTedros*, como se llama su *handle* en Twitter, se refiere a que solo por la aparición de las vacunas mucha gente cree que la pandemia ya terminó. También hay gente que, con o sin vacunas, ya no quiere oír hablar de la pandemia. En México se erró mucho por parte de las autoridades sanitarias al comunicar, palabras más, palabras menos, que «ya se acaba, ya llegó la vacuna». Es un mensaje equivocado que no es exclusivo de nuestro país. Claro, todos queremos que se acabe esta pesadilla. La estimación que tenemos es que en dos años de pandemia pronto llegaremos a los 15 millones de seres humanos muertos en todo el planeta a causa del virus.[249]

Ojalá los científicos y no los políticos hubieran manejado mayormente esta crisis sanitaria, como ya lo señalé en capítulos anteriores. Y que aprendamos para que, en el futuro, si volviera a ocurrir algo similar, no se cometan los mismos errores. El éxito en Oceanía, así como en los países del sur y del sureste asiático ha radicado en seguir la evidencia científica y no los deseos de los burócratas ni las conveniencias de los políticos, como sucedió en la mayor parte de Europa y América.

Justos por pecadores

Hay que seguir el ejemplo de Tailandia, Singapur, Taiwán, Hong Kong, Corea del Sur, Nueva Zelanda, Australia, Japón, Vietnam y otros, que, a pesar de haber tenido momentos duros al inicio de la pandemia y con la llegada a sus territorios de ciertas variantes como *alfa, delta* y *ómicron*, han controlado de forma responsable y ejemplar la propagación de este virus. El caso de Vietnam, por otra parte, es digno de destacarse: un país hermoso, pero con mucha pobreza, densamente poblado, con más de 98 millones de habitantes y una infraestructura hospitalaria precaria. Muchos podrán entrar en ese debate estéril sobre que ese Estado no es democrático, pero eso es trasladar la discusión a donde hoy no interesa, pues la gente ha muerto como moscas por esta enfermedad en todo el mundo, con o sin democracia. Y, les guste o no a quienes alimentan estos falsos dilemas, el gobierno vietnamita, desde el comienzo de la pandemia, hizo lo que tenía que hacer y lo hizo muy bien. Mientras que otros líderes tuvieron actitudes pusilánimes, del tipo: «No voy a ser yo el exagerado, cerrando las fronteras y perdiendo un dineral…», Vietnam sí cerró sus fronteras, realizó pruebas masivas, rastreos amplios y sistemáticos de contactos, y aisló a todos los que salían positivos, tuvieran síntomas o no.

Durante varios meses, Vietnam tuvo una curva de fallecimientos equivalente a cero. La primera defunción en ese territorio se registró el 31 de julio de 2020. Como en este país, mucho más pobre que México y que colinda con China, hay pocas camas con ventiladores y unidades de cuidados intensivos, se escogió la estrategia más sensata: evitar que la gente se contagiara. Para mayo de 2021 Vietnam documentaba tan solo 35 muertos —o sea, en un año y tres meses fallecieron 35 personas—, mientras que México sumaba ya —en cifras oficiales— más de 220 000. Para entonces, México, Brasil, Estados Unidos y todos los países de Europa habían cantado victoria con la vacunación. Y ¿qué ocurrió? Pues que el virus empezó a evolucionar, a mutar. En Vietnam, el proceso de inmunización fue lento, puesto que no tenía la misma urgencia que países como Brasil y México, donde la catástrofe estaba totalmente fuera de control.

De forma irresponsable, todos esos países occidentales que mencioné le regalamos las variantes más contagiosas como *alfa, delta* y *ómicron* al resto del mundo. En los primeros meses de 2021, cuando la variante *alfa* comenzó a propagarse de forma importante por el mundo, Vietnam y otros países del sureste asiático, con sus epidemias locales muy bien controladas, habían abierto ya sus fronteras. Después de un año y medio de controlar ejemplarmente la pandemia y presentar menos de 50 muertes por COVID-19, con la llegada de la variante *alfa* a su territorio, para el 30 de julio de 2021, Vietnam ya contabilizaba 1 161 muertos y hoy lamenta 40 252, lo que tal vez suene como algo menor comparado con los 318 149 fallecimientos que en México sumamos en cifras oficiales; pero es una lástima y gran tragedia que un país que hizo tanto en términos de estrategias de contención del patógeno ahora tenga decenas de miles de muertes que lamentar porque fue demasiado complicado controlar el problema ante un virus más contagioso.

Algo similar, aunque en mucho menor escala, sucedió con Taiwán, que tiene muchos más recursos hospitalarios y económicos que Vietnam, y que a la fecha lamenta 853 muertes por COVID-19. Taiwán ha registrado un solo repunte en toda la pandemia, entre mayo y agosto de 2021. Durante meses, después de su primer fallecido oficial, documentado el 16 de febrero de 2020, no registró una sola muerte —lo que no equivale a un contagio cero, obviamente—. Pero todo cambió cuando fue invadido por la variante *alfa*. El 21 de mayo de 2021 registraba tan solo 15 fallecimientos por COVID-19. Apenas tres meses después, para el 21 de agosto de 2021, registraba ya 828 fallecimientos. Les regalamos la variante y pagaron, al igual que en Vietnam, justos por pecadores. El resto del mundo tiene con estos países —que durante toda la pandemia han sido de los pocos que no han contribuido a la generación de nuevas variantes, manteniendo muy controlada la transmisión comunitaria del virus— una deuda enorme de gratitud.

¿Y México? Nosotros que ostentamos muchos ignominiosos récords, como el segundo país con más orfandad por la pandemia,[250] el primero en muertes por COVID-19 de profesionales de la salud[251] y el quinto lugar en mayor número de muertes,[252] entre varios más, prácticamente no figuramos en las estadísticas de casos de Norteamérica, porque, a diferencia de Estados Unidos y Canadá, México no hace suficientes pruebas para reportar cifras siquiera cercanas a la realidad. Es fácil: sin pruebas, no hay casos en las estadísticas.

En nuestro país, sin estrategia de contención alguna y con pobres medidas de mitigación, el virus tuvo una mayor oportunidad de propagarse con mayor facilidad que en otras partes del mundo. Con base en los resultados de la única encuesta serológica que se ha publicado sobre la población mexicana[253] y en las últimas estimaciones que se hicieron públicas del modelo Centinela en 2020, se ha calculado que los casos confirmados que se reportan en México deben multiplicarse por un factor de 30 para tener una estimación relativamente acertada del número real de contagios existentes. Es decir, mientras que nuestro país reporta al mundo en cifras oficiales un total de 5 508 629 casos, la estimación más precisa es que se han dado en realidad 165 258 870 contagios. Y eso es una responsabilidad que trasciende nuestras fronteras: dejar que el virus se propague sin consideración alguna hace más complicada la situación al permitir que haya nuevas mutaciones en el virus, pues esto lleva al surgimiento de nuevas variantes, que hasta ahora han ido complicando cada vez más la situación de la pandemia en todo el mundo.

APRENDER DEL PASADO

La cifra mundial de infectados al 28 de febrero de 2022, que excede los 437 millones de personas, es la más subestimada de todas, porque depende de la estrategia que siga cada país para detectar la cantidad de contagios. Además, vamos por 5 977 959 muertes a escala global en cifra oficiales; pero, de nuevo, en esta cifra también hay subregistro, aunque es menor que el que se da en los casos confirmados. Si se considera el exceso de mortalidad mundial, la cifra de fallecidos por SARS-CoV-2 en realidad ronda los 15 millones; o sea, casi el triple de la cifra mundial oficial. Mientras, hace rato que se habla de la «generación C», por el COVID-19: son jóvenes que empiezan a transitar hacia su vida adulta con dos años de pandemia a cuestas. Tenemos ejemplos del pasado, y el problema es que la historia se olvida rápido, y no hay aprendizaje de lo bueno, ni tampoco de lo que hay que evitar. En la práctica, significa imitar los esfuerzos de los países que han sido exitosos en la contención.

Hoy, sin embargo, se intenta inventar de nuevo el hilo negro y se repiten los mismos errores. El ejemplo más reciente es la pandemia de influenza de 1918-1920, la mal llamada gripe española. Porque no era gripe y tampoco provenía de España. Era influenza AH1N1 que hasta la fecha se conoce como la «gran pandemia». De esa crisis se tienen estadísticas menos confiables que las de la pandemia actual; hay mucha discrepancia y variabilidad en el número de casos y muertes entre unos informes y otros; pero sabemos que duró tres años y que vino en tres oleadas, y que terminó cobrando entre 30 y 50 millones de vidas. Se cree que más de 500 millones de personas fueron infectadas.

Soy microbióloga, «cazadora de microbios», como me gusta decir, y he seguido el desarrollo de muchas epidemias —cólera, dengue, VIH, Ébola o los más recientes de chikungunya y otras enfermedades infecciosas—. Es mi trabajo y lo que me apasiona. Cuando se desató la pandemia de COVID-19, inmediatamente vi que se trataba de algo grave. Pero jamás imaginé que en mi vida iba a presenciar una pandemia de esta magnitud, que llegara a compararse con aquella gran pandemia de 1918-1920.

Al observar las cifras de la actual crisis sanitaria, no vamos a un ritmo demasiado diferente de la de esa otra pandemia del pasado. Si calculamos que ya podrían haberse sumado cerca de 15 millones de fallecimientos, en poco tiempo podríamos estar igualando las cifras de la catástrofe sanitaria de hace un siglo. Creo que no podemos restarle trascendencia histórica al momento que vivimos. Ni hablar en pasado de la actual pandemia, porque seguimos inmersos en ella.

La pandemia no ha sido un fenómeno inevitable, como muchos políticos han intentado hacernos creer. Ya vimos que en el sur y el sureste asiáticos se probó que era una situación que podía controlarse si se tomaban las decisiones adecuadas. Lo mismo en Europa, que luego del aluvión inicial de muertes, en el verano de 2020, pudo frenar los contagios, al igual que el sureste asiático y Oceanía. Nueva Zelanda, por ejemplo, tuvo varias semanas sin registrar un solo caso, y meses sin tener una sola muerte. Eso es control. El control que en muchos países se dejó ir de las manos por ignorancia, irresponsabilidad, soberbia, negligencia o por cualquier combinación de las anteriores.

Por las razones que haya sido, la mayoría de los países no lo hicimos. Fallamos como humanidad, pues los esfuerzos de un puñado de países quedan truncos si el resto del planeta —en particular Brasil, Rusia, Estados Unidos y México— pierde el control del problema dejando que se infecte libremente. Hay que decir que Estados Unidos, a finales de enero de 2021, ya con un nuevo gobierno, tuvo un mejor control de la pandemia, con una disminución significativa de casos; sobre todo en relación con la administración previa, que cerró con más de 412 000 muertes en menos de un año. Lamentablemente, después de ese breve periodo de relativo control, la situación ha continuado siendo desastrosa en nuestro país vecino, que en pocos días será el primero en el mundo en acumular un millón de muertes oficiales por COVID-19, habiendo acumulado al día ya 975 150 defunciones.

Haber sumado casi 600 000 muertes apenas en el transcurso de un año, y eso, en un año en el que ya estaban disponibles las vacunas contra COVID-19 que de manera tan efectiva han protegido a la población contra la enfermedad severa y la muerte, y encima, en un país que tiene todos los medios a su alcance para hacer llegar las vacunas y los tratamientos sin restricción, habla de la multitud de errores que se han cometido durante esta pandemia. Muchos de esos errores se habrían podido evitar si se hubiera priorizado la salud y la vida de los seres humanos por encima de otras consideraciones; si las decisiones se hubieran tomado con la ciencia primero y la política después, y si se hubiera aprendido algo de los errores del pasado.

Haber tenido vacunas efectivas y seguras en tan poco tiempo para ayudar a controlar esta crisis sanitaria ha sido un privilegio extraordinario que muchos han pisoteado. Las vacunas no han fallado, hemos fallado nosotros como sociedad; si hay repuntes, es por culpa de nuestro comportamiento: no usar mascarillas, por ejemplo. Las vacunas han salvado millones de vidas, pero las vacunas por sí solas no pueden acabar con la pandemia.

Ahora con las nuevas variantes, la protección de las vacunas contra la infección ha disminuido de forma importante, pero siguen protegiendo increíblemente bien contra la enfermedad severa y contra la muerte. En suma, estamos vacunando para proteger a la gente de morir. A mayor porcentaje de gente inmunizada con dos y tres dosis, menor será el número de muertes. Pero hay una gran inequidad en la distribución de vacunas alrededor del mundo. Mientras que en algunos países las vacunas terminan caducando en un congelador cuando podían haber alcanzado para vacunar a toda la población con tres y hasta cuatro dosis, en los países más desprotegidos, particularmente en el continente africano, la cobertura de vacunación no llega ni a 10%. Mientras no podamos solucionar esos problemas y asegurar que una proporción mayor a 80% de la población esté adecuadamente inmunizada contra COVID-19, debemos ser conscientes y tratar de detener la transmisión de este virus por el bien de las poblaciones vulnerables y de la humanidad en general, para disminuir la probabilidad de que surjan nuevas variantes que compliquen aún más la situación y sigan alargando la pandemia.

LOS NUEVOS ANTIVIRALES

Por fortuna, hoy tenemos en el horizonte a mediano plazo la posibilidad de contar con algunos antivirales, medicamentos para controlar la enfermedad cuando se administran de forma temprana. Pero hay que tener mucho cuidado: siempre será mejor prevenir la enfermedad que tratarla. La prevención está por encima de todo. Y dentro de la prevención está también incluida la vacunación.

Por otra parte, la detección temprana cobra aún más importancia en el contexto de los nuevos antivirales que parecen promisorios: uno elaborado por la farmacéutica Merck, Molnupiravir, y el otro por Pfizer, Paxlovid, el cual se utiliza en conjunto con otro medicamento, Ritonavir. En los estudios preliminares ambos parecían ser tratamientos efectivos para disminuir el riesgo de COVID-19 severo y muerte, siempre y cuando se administraran de forma temprana, a los pocos días del contagio.

Sin embargo, una vez entregados los resultados finales de sus ensayos clínicos de fase 3, la eficacia de Paxlovid superó significativamente la de Molnupiravir.[254] Aunque hasta la fecha ninguno de los dos medicamentos está disponible todavía en México, ambos antivirales ya fueron aprobados para uso de emergencia por Cofepris.[255, 256]

La posibilidad de contar con antivirales efectivos en el tratamiento de COVID-19 es, sin duda, una extraordinaria noticia. Pero, como mencioné anteriormente en relación con las vacunas, los antivirales deben verse como una herramienta más para el control de la pandemia y de la enfermedad en el futuro en el mundo pospandemia; mas no como una solución mágica e inmediata para terminar con la crisis sanitaria de este momento. Para ello debemos hacer uso de todas las herramientas disponibles, incluyendo la vacunación, las medidas de prevención del contagio y, próximamente, la administración de antivirales.

8. GRAND FINALE

El surgimiento de la variante *ómicron* después de casi dos años de desgaste y cansancio pandémico provocó un fenómeno por demás extraño. Sin evidencia alguna o con base exclusivamente en rumores o experiencias anecdóticas, empezó a circular la idea de que era una variante menos agresiva que las anteriores. El rumor se propagó como fuego y de él derivó todo tipo de especulaciones: «*ómicron* es la última variante que veremos», «*ómicron* llegó para acabar con la pandemia», «el virus se ha ido haciendo más transmisible pero menos letal» y otro tanto de conjeturas similares que hacían encabezados exitosos, pero simplemente son falsos.

No solo muchos comunicadores de asuntos relacionados con la pandemia, sino también el mismo subsecretario de Salud, Hugo López-Gatell, incluso llegaron tan lejos como para decir que deberíamos estar agradecidos de que la variante *ómicron* surgió, porque vino a salvarnos y a poner fin a la pandemia. Aquellos que todavía seguían abrazando la idea imposible de la inmunidad de rebaño a través de la infección masiva de la población, sugerían que infectarse con *ómicron* era algo bueno y positivo porque así se podría adquirir inmunidad con un virus poco agresivo que no ponía en riesgo la vida. «Una variante que sea más transmisible, como *ómicron*, y que no cause enfermedad más grave, de hecho, ayuda al propósito social de lograr inmunidad social más rápidamente», afirmó López-Gatell el 3 de diciembre de 2021 durante una ceremonia por el Día Internacional de las Personas con Discapacidad.[257]

La tragedia y el peligro detrás de la propagación de la noticia falsa de algo tan largamente deseado por tantos es que muchos comenzaron a cantar victoria antes de tiempo, y relajaron e incluso abandonaron las medidas de prevención. Los más entusiastas incluso aseguraban estar buscando infectarse intencionalmente para adquirir inmunidad y «acabar ya finalmente con esta pesadilla de pandemia». Habría que preguntarse cuántos de los seguidores y admiradores del subsecretario terminaron por infectarse intencionalmente y murieron por ayudar a su supuesto propósito de «lograr inmunidad social más rápidamente».

Mientras que muchos ponían en riesgo la vida de otros vendiendo falsas esperanzas para ganar seguidores, clics, *likes*, vistas o simplemente por ignorantes, las olas de *ómicron* apenas iniciaban en algunos países de Europa como Francia, Bélgica, Dinamarca, Reino Unido, España, Italia y Estados Unidos. Aún se habían registrado muy pocas muertes causadas por la variante *ómicron*. El conocimiento científico sobre esta nueva variante apenas comenzaba a generarse. Recordemos que la variante había sido descrita apenas nueve días antes, el 24 de noviembre de 2021, por un equipo de investigadores de Sudáfrica.

No puedo imaginar algo más deleznable e irresponsable que poner vidas en riesgo al explotar la angustia, el cansancio y la desesperación de la población. A lo largo de la pandemia, en repetidas ocasiones se me ha tachado de alarmista, fatalista o negativa, por decir las cosas como son, sin tapujos. Para mí, aunque a la gente le guste más escuchar mensajes positivos y esperanzadores, como académicos y científicos que comunicamos a la población sobre un asunto tan sensible como la pandemia, en donde pueden estar en riesgo la salud y la vida misma de las personas, no es nuestra labor alegrar a la gente, sino protegerla. Y la mejor manera de protegerla es hablando abiertamente sobre los riesgos y acerca de cómo protegerse de ellos, sin vestirlos de rosa. Es preferible que nos tachen de exagerados o de alarmistas, que poner en riesgo la vida de alguien disimulando o minimizando los peligros potenciales. En una situación como esta, exagerar medidas de protección y prevención jamás daña a alguien; en cambio, relajarlas sí puede cobrar vidas.

Así, antes de empezar a echar las campanas al vuelo y de asegurar que la variante *ómicron* es poco agresiva y que gracias a ella la pandemia está por terminar, se debió haber esperado a tener suficiente evidencia científica para realmente poder asegurar algo en uno u otro sentido. Dos meses después, ya con evidencias, sabemos que, de hecho, la variante *ómicron* no es menos agresiva que la *delta* o que cualquier otra, y que la razón por la que en proporción con el número observado de contagios está muriendo menos gente ahora que antes, es porque un porcentaje importante de la población ya ha sido

FIGURA 2. *Picos de mortalidad por COVID-19 en México*

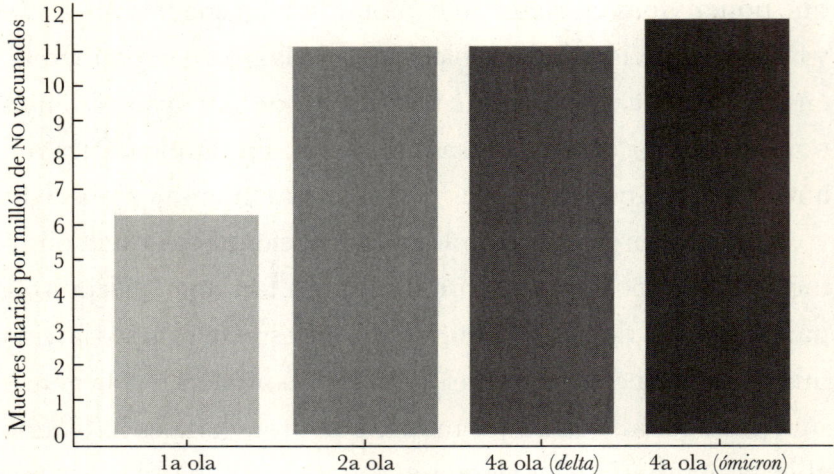

En promedio móvil de siete días hasta el 2022-03-01 || @ArturoErdely

Fuente: https://sites.google.com/site/arturoerdely/covid19mx

inmunizada, y no porque la variante cause una enfermedad menos severa. Sabemos ahora que, en algunas poblaciones como la de México, las personas que no han sido vacunadas tienen incluso mayor riesgo de morir si se infectan con la variante *ómicron* que con *delta* u otras cepas (véase la figura 2). En otras poblaciones se ha determinado que, entre personas no vacunadas, el riesgo de padecer un cuadro severo de la enfermedad y de morir por ello es similar si la infección es causada por la variante *ómicron* o por *delta*.[258]

En el mundo, al cierre de este texto, las muertes atribuibles a la variante *ómicron* superaban ya el medio millón. Sin embargo, los mensajes irresponsables que se dieron sobre esta variante durante las primeras semanas después de haber sido identificada hasta la fecha siguen permeando. El daño ya está hecho. En todo el mundo hay muchas personas convencidas de que, tras el descenso de las olas *ómicron*, vendrá el fin de la pandemia. Esto, sin importar que en muchas regiones las curvas tanto de contagios como de defunciones por *ómicron* siguen escalando y que se siguen reportando más de 8 000 muertes y 1 500 000 casos confirmados al día.

La realidad es que en este momento es imposible predecir si, de hecho, las olas *ómicron* serán las últimas que veremos y si la pandemia terminará después de ellas o no. Pero, ante la falta de evidencia, con una cobertura poblacional aun parcial de vacunación y sin la disponibilidad de antivirales, lo más prudente es mantener las medidas de prevención y la disposición para continuar en *modo supervivencia,* en caso de que la pandemia se prolongue por más tiempo.

ÓMICRON: EL FIN DE LA PANDEMIA, ¿CIERTO O FALSO?

Este es el tema más candente en el debate del momento. Como acabo de señalar, ahora mismo nadie tiene una respuesta científica absoluta. Más allá de opiniones legas, esperanzas y buenos deseos, se puede argumentar con un sustento científico tanto para un lado como para el otro. Y, ya que no está asentada aún la última palabra sobre el tema, procedo a darles mi opinión profesional al respecto. Inicio diciendo que no creo que *ómicron* sea el fin de la pandemia, y a continuación explico por qué.

LAS VIDAS QUE NO CONTARON

En México, hasta ahora hemos tenido cuatro olas de contagios. La primera, que duró 33 semanas y cobró 98 011 vidas por COVID-19 en cifras oficiales, inició en la semana epidemiológica (SE) siete de 2020 (del 16 al 22 de febrero), y terminó en la SE 23 del mismo año (del 27 de septiembre al 3 de octubre). Esta primera ola la causó el linaje Pango B;[259] en particular, el B.1 del virus SARS-CoV-2, que fue el que se estableció y proliferó en el territorio nacional al inicio de la pandemia. Esta variedad genética de SARS-CoV-2 es la que se considera el virus ancestral en México. Para el inicio de la segunda ola, el linaje ancestral había sido desplazado y sustituido por las variantes B.1.1.519 y *épsilon* (B.1.427/B.1.429). Esta segunda —y más mortal— ola de contagios, que duró 32 semanas y que terminó cobrando 136 199 vidas por COVID-19 —según cifras oficiales—, inició en la SE 40 de 2020 (del 4 al 10 de octubre), y concluyó en la SE 19 de 2021 (del 9 a 15 de mayo). En el pico de la segunda ola, la variante que predominaba era B.1.1.519, que algunos llegaron a llamar «variante mexicana». Durante el largo descenso de la segunda ola, las variantes B.1.1.519 y *épsilon* fueron desplazadas y sustituidas por la variante *alfa*, que fue la principal responsable de iniciar al aumento de contagios que llevó a la siguiente ola.

La tercera ola, que duró 31 semanas y cobró la vida de 66 246 personas en cifras oficiales, inició en la SE 20 de 2021 (del 16 al 22 de mayo) y terminó en la SE 20 del mismo año (del 12 al 18 de diciembre). Como acabo de mencionar, esta penúltima ola inició por propagación predominante de la variante *alfa*, pero durante el ascenso otras dos variantes comenzaron a desplazarla; primero, la variante *gama,* que predominó durante varios meses, en particular en el sureste del país, y después por la variante *delta,* que ya predominaba en casi todo el territorio nacional durante el pico de la tercera ola, y adquirió una prevalencia cercana a 100% para cuando la ola comenzó a descender. Eso nos trae, finalmente, a la cuarta y última ola que hemos tenido hasta este momento durante la pandemia, la ola *ómicron.* Al cierre de este libro, la ola, inconclusa, había durado 10 semanas —inició en la SE 51 de 2021 (del 19 al 25 de diciembre)— y cobrado la vida de 18 075 mexicanos por COVID-19, en cifras oficiales. Esta ola, en todas sus partes, ha sido consecuencia de la propagación de la variante *ómicron.* Al inicio de la ola todavía estaba presente *delta,* pero para cuando llegó el pico de la ola, la variante *ómicron* tenía una prevalencia a nivel nacional cercana a 100 por ciento.

Sigamos entonces: ¿por qué me parece que *ómicron* no será el fin de la pandemia? En este momento, 67.6% de la población mexicana ha recibido por lo menos una dosis de vacuna; 62.6% tiene un esquema inicial completo; 5% una sola dosis y 34.6% de los que recibieron un esquema inicial completo también había recibido una dosis de refuerzo. Si se amplía la cobertura de vacunación por arriba de 80% y la población continúa tratando de mitigar la propagación del virus con el uso de mascarillas, ventilación de espacios cerrados, evitando aglomeraciones, etc., se podría acelerar el final de la pandemia, sin duda, pero actualmente no ha terminado aún.

Como pueden darse cuenta por el relato anterior de cómo han ido cambiando las variantes predominantes en nuestro país, entre las más aptas y con mayor transmisibilidad, incluso desplazando a otras, *ómicron* es solo una variante más entre todas. Cada variante ha tenido características que la distinguen de otras; *ómicron* no es la excepción, pero el proceso mediante el cual las variantes se establecen en una comunidad determinada, compiten entre ellas y las más transmisibles desplazan a las de menor transmisibilidad, sigue siendo el mismo hasta la fecha. El virus SARS-CoV-2 continúa evolucionando rápidamente, y *ómicron* es solo un hito más en el continuo desarrollo de la pandemia.

Ninguna de las variantes principales que han llegado a predominar en regiones extensas del mundo evolucionó de otra variante; todas provienen de nuevos linajes genéticos. Una vez establecido el linaje y que la variante se ha vuelto predominante, entonces se ha dado una diversificación genética dentro del linaje mismo a través del cual se han generado subvariantes de la variante principal que comienzan a proliferar y a su vez competir entre sí en un proceso similar de sustitución de unas por otras, de acuerdo con su transmisibilidad y aptitud para sobrevivir. Esto ha ocurrido con todas las variantes de preocupación. Por ejemplo, *delta* se ha diversificado en más de 140 tipos distintos que llevan la nomenclatura "AY.*x*". Antes de que *delta* fuera desplazada por *ómicron*, sus últimas subvariantes prevalentes en México fueron AY.20, AY.26 y AY.100.

Lo que hemos observado en el proceso de introducción y sustitución de variantes es que las olas mayores de contagios comienzan a disminuir cuando la variante empieza a diversificarse en subtipos. Una vez que los subtipos compiten entre sí y van desplazando unos a otros en las partes bajas de las olas de contagio, es cuando se han introducido los nuevos linajes. El linaje original de *ómicron* ya se ha diversificado en, por lo menos, cuatro subvariantes: BA.1, BA.1.1, BA.2 y BA.3. La subvariante de *ómicron* que se estableció primero en el mundo fue BA.1. En nuestro país, ahora mismo está siendo activamente sustituida por BA.1.1. Y de acuerdo con las tendencias en otras partes del mundo, lo más probable es que la subvariante que terminará predominando sea, en algún momento, BA.2 que, para esta fecha, aún no ha sido identificada en México. La mayoría de las olas de contagio *ómicron* en el mundo muestran tendencias a la baja. Parece estar acomodándose el escenario para que se introduzca una nueva variante. Esperemos que no sea así. Lo veremos con el tiempo.

De la cantidad masiva de información que circula en los medios de comunicación y en las redes sociales siempre abundan rumores que se amplifican, aunque no exista ninguna base científica sólida para sustentarlos. Uno de los que ha predominado desde la llegada de *ómicron* es que, a medida que van surgiendo nuevas variantes, estas tienden a volverse cada vez menos agresivas. A la gente le parece lógico, porque alguien en Twitter explica: «Conforme evolucionan se vuelven menos agresivas porque solo quieren sobrevivir, y saben que si matan a la persona que infectan morirán, por eso se adaptan para causar cada vez una enfermedad más leve».

Mientras que esa puede parecer una explicación lógica, no deja de ser un argumento lego. Si un virus tuviera conciencia y un cerebro complejo como el de nosotros, con más de 86 mil millones de neuronas y la capacidad de razonamiento suficiente para tener deseos o conocimiento que le permitieran elaborar planes de vida y, además, tuviera la capacidad para cambiar a voluntad sus características genéticas o fenotípicas, entonces quizá sí se podría creer que los virus evolucionan de acuerdo con un razonamiento lógico y sus deseos de sobrevivir. Pero, evidentemente, no es así. Los microorganismos cambian y evolucionan la mayor parte del tiempo por procesos biológicos aleatorios que, desde luego, no deciden de forma consciente. En ocasiones ocurren, en efecto, siguiendo una selección evolutiva, pero en ninguno de los casos suceden como una progresión hacia una menor severidad.

Y vaya que debemos estar agradecidos de que así sea, porque mientras que en el planeta habitamos unos 7.7 mil millones de seres humanos, nos acompañan aquí alrededor de 1×10^{31} virus.[260] Esa cifra es: uno, seguido por 31 ceros. Si los virus tuvieran ese tipo de habilidades, seguramente los humanos estaríamos a su servicio desde hace mucho tiempo.

El punto es que los virus no necesariamente evolucionan para volverse menos agresivos y perdonarnos la vida. En ocasiones ocurre de esa forma, sí, pero en muchas otras, no. No es un proceso que se pueda predecir. *Alfa*, por ejemplo, fue más agresiva que las formas ancestrales del virus. A su vez, *delta* fue más agresiva que *alfa*. Y, hasta donde sabemos, por lo menos, en algunas poblaciones, *ómicron* tiende a ser más agresiva que *delta*, como lo expliqué anteriormente. Ahora, ¿eso quiere decir que la variante que venga a sustituir a *ómicron* por fuerza será más agresiva? La respuesta es: no. Pero tampoco hay certeza alguna de que sea más leve. Además, en el contexto particular de COVID-19, el argumento resulta absurdo, puesto que la mayoría de los casos de la enfermedad son leves o asintomáticos. El virus está sobreviviendo perfectamente bien así, no hay razón para suponer que la gravedad de la enfermedad pudiera estar ejerciendo un papel en la selección evolutiva.

Cuanto más lejos esté una variante nueva del virus ancestral, menor será la protección que confieran las vacunas que están disponibles hoy en día. Asimismo, cuanto más lejos genéticamente esté una variante de otra que ha infectado a alguien con anterioridad, es mayor la probabilidad de que esa persona vuelva a infectarse. Las vacunas que tenemos disponibles ahora siguen siendo extraordinariamente efectivas para proteger contra la enfermedad severa y la muerte. Pero la protección, incluso de las dosis de refuerzo, tiende a declinar contra *ómicron* con el paso de los meses y, en la actualidad, desconocemos todavía la utilidad de otras dosis adicionales de estas mismas vacunas. Si no encontramos una solución a este problema, la próxima variante podría resultar muy complicada en este sentido.

Otro punto que ha estado en boca de muchos desde que llegó *ómicron* es el de la endemicidad. En ese sentido, todavía es demasiado pronto para decir que COVID-19 es endémico. Endémica significa que la enfermedad es de alguna manera estable o predecible, aunque no necesariamente leve. Acabamos de presenciar el aumento exponencial de contagios más pronunciado de toda la pandemia. En octubre de 2021,

¿quién hubiera podido predecir que algo así iba a ocurrir? Quizás algún día COVID-19 se vuelva endémico; pero, sin duda, aún no hemos llegado a ese punto. Hay mucho que todavía no comprendemos sobre este virus, empezando por el hecho de que no sabemos cómo evolucionan en general los coronavirus a largo plazo ni en qué escalas de tiempo lo hacen. Por otra parte, tampoco sabemos qué sucederá en los próximos años a medida que el virus siga saltando a diferentes especies animales y de ahí comience a infectarnos a los seres humanos. En resumidas cuentas, es muy pronto para hablar de endemicidad.

Termino con mi explicación de por qué creo que es falso que *ómicron* sea el fin de la pandemia, diciendo que, durante toda la pandemia, con cada nueva ola de contagios muchas personas y medios de comunicación han dado por sentado que esa en particular es la última, que marcará el fin de la pandemia. Hasta ahora no ha sido así. Creo que *ómicron* es solo la ola más reciente que estamos atravesando. No hay elementos suficientes para suponer que será la última.

Pero no todo es malo ni está perdido. Sin duda estamos mucho más cerca del fin de la pandemia ahora que en cualquier otro momento, y no solo por cronología, sino que se ha avanzado mucho en la vacunación y en el desarrollo de antivirales. Si mantenemos las medidas de prevención para minimizar la transmisión del virus y además se acelera la vacunación cubriendo no solo a los grupos más vulnerables, sino también a las poblaciones infantiles y procurando solucionar el terrible problema de la inequidad en la distribución de vacunas en el continente africano, podemos acelerar el fin de la pandemia.

¿Viva la libertad?

Veamos la situación en Austria, por ejemplo, donde el Partido de la Libertad (FPÖ), de extrema derecha, y una de las principales fuerzas de la oposición, ha sido acusado de alimentar el movimiento antivacunas, lo que provocó una dramática subida en las infecciones de COVID-19 por la variante *delta*, justo después de que en Sudáfrica y Botsuana se anunciara la identificación de la variante *ómicron* y en Reino Unido comenzaran a escalar los casos por esta última variante. El hermoso país que vio nacer a algunos de los más grandes compositores de la historia, como: Wolfgang Amadeus Mozart, Franz Schubert, Joseph Haydn, Franz Liszt y Gustav Mahler, ahora tiene un creciente número de activistas antivacunas. Ante el aumento de contagios a finales de noviembre de 2021 tuvo que entrar en un feroz confinamiento y, debido a la reticencia de su población a vacunarse, aprobó la primera ley europea que convierte en obligatoria la vacunación contra COVID-19. El gobierno se vio sin otra alternativa que tomar medidas radicales a causa de la alarmante escalada en los casos de COVID-19, pues las unidades de cuidados intensivos se saturaron y cerca de 3 000 austriacos perdieron la vida en tres meses.

En la vecina Alemania, el comportamiento de la pandemia ha sido sorprendentemente similar al de Austria desde el inicio. Si se superponen las curvas tanto de casos confirmados como de defunciones de los dos países, se observan casi perfectamente paralelas, solo que Alemania ha ido avanzando una o dos semanas después de Austria, con una ligera disminución en el número de casos y de defunciones por millón de habitantes en cada uno de los picos y mesetas. La parte más reciente de la pandemia con las olas *delta* y *ómicron* en Europa no ha sido la excepción. Los únicos otros países europeos que han seguido la misma tendencia desde el inicio de la pandemia son Bélgica y Ucrania.

En Alemania las campañas de vacunación han sido muy exitosas. En la actualidad, 75.6% de la población cuenta por lo menos con una dosis de vacuna: 74.7% tiene esquema doble, a 0.9% se le ha aplicado únicamente una dosis y 27.6% de quienes completaron el esquema doble han recibido la dosis de refuerzo. Aun así, al gobierno le preocupa la cantidad de ciudadanos y de residentes que se niegan a inocularse. Entonces, con el surgimiento de *ómicron*, el Estado alemán decidió imponer a partir de febrero de 2022 fuertes restricciones a los no vacunados, mientras que en el Bundestag avanza un proyecto de ley para hacer obligatoria la vacunación contra COVID-19. En la práctica, quienes no puedan demostrar estar inmunizados dejarán de tener acceso a comercios no esenciales, como restaurantes, así como lugares de culto y de ocio. «La situación es muy grave», afirmó Angela Merkel a principios de diciembre en una rueda de prensa junto con Olaf Scholz, el nuevo canciller del país teutón. El gobierno germano también ha alertado sobre el inminente colapso de las unidades de cuidados intensivos: a finales de noviembre se registraron «más de 73 000 nuevas infecciones y 388 muertes. Los virólogos culpan del nuevo brote a la resistencia a la vacunación de una parte importante de la sociedad y han criticado a los políticos por actuar demasiado tarde para frenar el contagio».[261]

Reino Unido es un caso particular porque el mandato actual podría resumirse con el lema «Ya no vamos a hacer nada, solo seguiremos vacunando», no muy distinto a la actitud de las autoridades mexicanas. Así que en la bajada de su ola *ómicron*, aunque todavía registrando más contagios diarios que en cualquiera de sus picos previos a *ómicron*, levantaron todas las medidas obligatorias de prevención contra COVID-19, se abrió todo sin restricción, el cubrebocas comenzó a dejar de usarse e hicieron de cuenta que la normalidad había regresado a su territorio. La gente festejaba al grito de «¡Viva la libertad!». Actualmente, en el país británico no muere tanta gente, en proporción con el número de casos confirmados, como en otros países, es verdad; pero dejar que el virus se transmita libremente, incluso si no se dan «tantas» muertes, es una muy mala idea: predispone a la generación de nuevas variantes y esa es una irresponsabilidad que trasciende las fronteras de cada país. Además, los extremos nunca han sido buenos. El control estable y a largo plazo de la pandemia difícilmente vendrá si seguimos con el juego de *todo o nada*. Se pueden levantar las medidas restrictivas más molestas, pero hay que hacerlo con precaución y sensatez, conservando otras que son simples y efectivas, como el uso de mascarillas, la vigilancia de la calidad, la ventilación y la filtración del aire en espacios cerrados o que no se puedan ventilar de forma adecuada.

En Dinamarca, por ejemplo, uno de los países más fuertemente golpeados por la variante *ómicron*, aun cuando tanto los casos confirmados como las hospitalizaciones y las muertes seguían escalando de manera exponencial, el gobierno decidió levantar todas las restricciones obligatorias contra COVID-19, con base solo en la percepción que tenía su población de que el riesgo de enfermar y morir ya era bajo.[262] A la fecha, los casos diarios confirmados en Dinamarca por fin han comenzado a disminuir, pero las defunciones siguen escalando. La apuesta de este país por confiar en la percepción de sus habitantes y en que, sin medidas obligatorias, la población será sensata y seguirá procurando cuidarse de los contagios, es sin duda un experimento interesante, pero también muy peligroso.[263] El tiempo dirá si la estrategia por la que optaron rindió o no los frutos esperados.

En Estados Unidos, pese a que es uno de los países con los resultados más desastrosos de la pandemia, las autoridades parecen estar más preocupadas por complacer a los grupos que amargamente se han quejado de la obligatoriedad del uso de mascarillas, que por proteger a su población y poner fin a la pandemia. Nuestro vecino del norte, como ya comenté en el capítulo anterior, es el país que más muertes por COVID-19 ha sumado en el mundo, actualmente, mientras que su curva de casos confirmados ha disminuido de forma importante y se encuentra en su punto más bajo desde finales de julio de 2021, sigue siendo el país con más defunciones diarias en el mundo: entre 1 600 y 2 000. Sin importar todo lo anterior, el 25 de febrero de 2022 los Centros para el Control y Prevención de Enfermedades (CDC) de Estados Unidos volvieron a cambiar sus recomendaciones sobre el uso de mascarillas en espacios cerrados —incluyendo el transporte público—: eliminaron la obligatoriedad de que la gente las utilice.[264] Incluso el presidente

Biden, en su discurso a la nación en la cámara de legisladores del Estado de la Unión, mencionó la eliminación de la obligatoriedad del uso de mascarillas como si fuera un gran logro que mereciera aplausos. Cuando la situación en aquel país sigue siendo delicada y hay tanta incertidumbre sobre lo que pasará en las próximas semanas y meses, resulta incomprensible que hayan promovido una recomendación de este tipo. El uso de mascarillas en espacios públicos, especialmente en sitios cerrados, es la medida más simple y efectiva para disminuir la transmisión del virus, por lo que eliminarla cuando la pandemia sigue activa es demencial.

Este fenómeno en el que ciertos países comienzan a abandonar las restricciones sanitarias en plena pandemia, por algo que, hoy por hoy, no es más que una ilusión de que «la pandemia está por terminar», parece ser el patrón que seguirán muchos países europeos y del continente americano. Podríamos correr con la suerte de que efectivamente la pandemia esté en la recta final y termine en los próximos meses, pero sin evidencia firme de que así será y después de los millones de vidas que se han perdido durante esta crisis sanitaria, se esperaría que las decisiones se tomaran siguiendo el principio de máxima precaución, con base en las evidencias de la ciencia y no que se corrieran riesgos innecesarios y se dejara al azar.

SE DESPLOMAN LAS BOLSAS

No bien se conoció el primer comunicado oficial de la OMS sobre *ómicron*, el CEO de la estadounidense Moderna, Stephane
Bancel, salió a decir que sus vacunas probablemente no tengan
efecto frente a la nueva variante, que se identificó por primera
vez en Sudáfrica. También afirmó que han estado trabajando
en una vacuna que actúe específicamente contra *ómicron*, lo que
tomará varios meses. «En algunas semanas», agregó el jefe de
la farmacéutica, «estará disponible la información sobre la
efectividad de las actuales vacunas de esa compañía, pero los
científicos que allí trabajan "no son optimistas". Todos con
los que hablé dicen: "Esto no va a ser bueno"», afirmó Bancel
al periódico británico *The Financial Times*.[265]

La advertencia de Bancel llegó cuando los ministros de Salud del G7 se reunieron de emergencia para hablar acerca de
ómicron, que se esparcía aceleradamente alrededor del mundo
mientras algunos países cerraban sus fronteras o imponían
restricciones de viaje, y otros, como México, no hacían nada,
esperando que el desastre se fuera cocinando solo.

Bancel añadió que los investigadores de su empresa estaban
preocupados porque «32 de las 50 mutaciones encontradas
en *ómicron* estaban en la proteína de espigas, una parte del virus que las vacunas utilizan como antígeno para la generación
de anticuerpos contra el virus SARS-CoV-1». En la práctica,
esto sería «una baja material en la efectividad de las inmuni-
zaciones» contra la nueva variante, agregó. También dijo que
su compañía podría entregar entre 2 000 y 3 000 millones de

dosis para 2022, pero que sería peligroso mudar toda la producción contra una variante específica como *ómicron*, mientras las otras variantes del virus todavía están en circulación.

Sus comentarios, que hicieron desplomar las bolsas —con pérdidas de dos billones de dólares— y que el petróleo bajara 15% en su precio —consecuencia directa de las restricciones de viajes por *ómicron*, y en contraste con el aumento de 400% que en los últimos meses había registrado por el florecimiento en el turismo—,[266] se oponen a los de muchos políticos, que se mostraron cautos. Y, sobre todo, a los de su máximo competidor, el CEO de la estadounidense Pfizer, que también está buscando crear una inmunización específica contra *ómicron*.

«Personalmente, no tengo miedo de la situación. Esperábamos que esta variante apareciera», dijo por su parte Ugur Sahin, CEO de Pfizer BioNTech, quien se mostró relativamente optimista en relación con *ómicron*. También sugirió que la vacuna de su empresa podría necesitar «un retoque» ante esta variante, pero que lo más importante era acelerar la aplicación de dosis de refuerzo.

El punto de encuentro entre ambos ejecutivos fue que reconocieron que el mundo no sabía casi nada sobre esta nueva variante. Sahin agregó que COVID-19 estará entre nosotros por un largo tiempo y que habrá más variantes que letras en el alfabeto griego.[267]

Y AHORA ¿QUÉ?

Para empezar a responder a la pregunta, primero debo decir que, de momento, el futuro inmediato sigue siendo incierto. Pero mucho ha cambiado, tanto para bien como para mal, desde que la pandemia inició. Por una parte, han sucedido cambios que se traducen ahora en noticias alentadoras y en motivos para tener optimismo sobre el presente y el futuro próximo en la evolución de la pandemia. Por otra parte, también se han dado cambios que hoy complican su resolución.

Los dos sucesos que considero más relevantes para poder encauzar a la pandemia positivamente hacia su fin son: en primer lugar, el cúmulo de conocimiento médico y científico útil que durante estos dos años se ha generado y que se puede aplicar de forma inmediata. En segundo lugar, los extraordinarios avances científicos y tecnológicos que han permitido el desarrollo acelerado de vacunas seguras y efectivas para prevenir la enfermedad severa y la muerte por COVID-19, y de tratamientos farmacológicos, incluyendo anticuerpos monoclonales y antivirales, para el manejo clínico de la enfermedad.

En tan solo dos años pasamos de tener un virus y una enfermedad nuevos y desconocidos a tener —en tiempo récord— la secuencia completa del genoma del virus; a conocer su origen, sus propiedades fenotípicas, sus vías de transmisión, sus mecanismos de reconocimiento, adhesión e invasión celular; sus propiedades serológicas y antigénicas, sus patrones evolutivos y mucho más. También, pasamos de concebir inicialmente a la enfermedad solo como una infección respiratoria a empezar a comprender su compleja patogenia y a entenderla como un síndrome multisistémico inflamatorio y procoagulante capaz de afectar múltiples órganos y de producir secuelas pulmonares, nerviosas, cardiacas y de otros tipos, persistentes tanto en el corto como en el mediano y el largo plazos.

Nos falta todavía mucho por conocer, particularmente en lo concerniente a la patogenia de la enfermedad y al tratamiento tanto de COVID-19 mismo como de sus secuelas, a las que se les conoce como COVID largo. Pero la ciencia en este campo se ha transformado y el conocimiento se genera de forma vertiginosa. Todos los días se suman aportes científicos que nos permitirán, en los próximos meses y años, encontrar cada vez mejores formas de prevenir y de tratar este padecimiento que ha puesto de rodillas a la humanidad y cobrado incontables vidas.

Por otro lado, también hemos vivido cambios que vuelven aún más compleja la situación actual. Uno de los más insidiosos —no es precisamente un cambio, puesto que ha estado ocurriendo desde el inicio de la pandemia— es la cada vez mayor politización del manejo de la pandemia alrededor del mundo y la profunda polarización social que esto ha generado; particularmente en Estados Unidos, México, Canadá, Australia, Reino Unido y algunos otros países de Europa. Esta polarización, junto con la gran cantidad de desinformación que circula y el hartazgo por la pandemia misma de buena parte de la sociedad, aumenta en muchos las actitudes displicentes y obstaculiza la cooperación para seguir ampliando la cobertura de vacunación y la lucha por detener la propagación del virus y cortar las cadenas de transmisión.

Sin embargo, al poner lo positivo en un lado de la balanza y lo negativo en el otro, creo que en este momento la balanza por fin, después de dos difíciles años, comienza a tener más peso del lado de los cambios positivos, que espero logren conducirnos pronto hacia el fin de la pandemia. La evolución de aquí al verano de 2022 nos dirá mucho sobre las probabilidades que tenemos de celebrar la entrada del siguiente año viendo a la pandemia por el retrovisor, o aun lidiando con ella.

Eso dependerá en gran medida de que se solucione el problema de la inequidad en la distribución y la disponibilidad de vacunas en todo el mundo, y de que gobiernos obtusos como el nuestro, que siguen creyendo que vacunar contra COVID-19 era solo un trámite temporal cuyo principal beneficio era abonarles puntos político-electorales, entiendan la importancia de seguir avanzando ágilmente en ampliar la cobertura poblacional de la vacunación con esquemas dobles de los cinco años en adelante y triples a partir de los 12 años. También dependerá de que no se desista en los esfuerzos por contener, controlar y minimizar la transmisión del virus. En esta última parte, todos jugamos un papel protagónico.

Además, es importante tomar conciencia de que el virus sigue entre nosotros. Con toda seguridad seguirá aquí mucho tiempo después de que hayamos partido —con algo de suerte e inteligencia, esperemos que no sea antes de tiempo, por su causa—. De modo que seguiremos corriendo el riesgo tanto de que surjan nuevas variantes que pudieran evadir a la protección inmunológica que actualmente tenemos, como de que la protección, incluso de las terceras dosis y de los refuerzos, al cabo de algunos meses decline y vuelva a causar estragos, ya sea con variantes nuevas o con las que sigan circulando entre nosotros.

Ambos escenarios harían necesario que periódicamente se tuvieran que reactivar las campañas masivas de vacunación contra COVID-19 para reforzar de nuevo la inmunidad de la población contra el virus. Si eso sucede, ojalá que estén disponibles vacunas de nueva generación que confieran una protección no solo más duradera, sino también efectivas contra una gama amplia de posibles variantes. En cualquier caso, los gobiernos tendrán que estar preparados para hacerlo, si fuera necesario que a las terceras dosis se agregaran cuartas o más.

De ahí la importancia de que las campañas de vacunación contra COVID-19 se conciban e implementen como permanentes y no como dádivas o hazañas gubernamentales, como lo describió en Twitter a mediados de febrero de 2022 la jefa de Gobierno de Ciudad de México, Claudia Sheinbaum, queriendo colgarse ella misma su medallita.[268] Todos debemos saber que, en este momento, el escenario en el que podamos necesitar dosis adicionales de vacuna al cabo de algunos meses es altamente probable. Al respecto, solo haré dos comentarios.

El primero ya lo hice antes: las vacunas no han fallado; hemos fallado nosotros. Permitimos que el virus se siguiera transmitiendo sin control durante dos años, y eso lo ha llevado a evolucionar, se volvió más apto para evadir los obstáculos que le hemos ido poniendo en el camino, incluyendo la protección de las vacunas.

El segundo, un poco coloquial, si me lo permiten. La primera dosis dolió, pero la molestia se olvidó pronto porque nos sentimos privilegiados de haberla recibido. La segunda dosis solo dolió. Con la tercera fuimos refunfuñando a recibirla, anticipando el dolor y los dos días con fiebre. Ahora, la mera posibilidad de una cuarta dosis nos tiene colgados de la lámpara, haciendo memes en redes sociales con leyendas como: «Ya vine por mi dosis 27, ¡no mamms!». Lo interesante es que podemos seguir quejándonos y dando por sentado que tenemos a nuestra disposición estas vacunas extraordinarias, porque si nos hubiera dado COVID-19 sin haber recibido por lo menos las dos primeras dosis, quizá no estaríamos aquí para haber hecho ese estúpido meme anticipando la cuarta.

Las vacunas contra COVID-19 han demostrado ser uno de los éxitos más inmediatos, contundentes, incontrovertibles y de gran alcance de la ciencia de todos los tiempos. Más de 10.77 mil millones de dosis se han administrado a la fecha en todo el mundo en menos de 15 meses. Los CDC informan que la incidencia de efectos secundarios adversos que han llevado a la muerte tras la vacunación es de 0.0023%.[269] También, que, contra la variante *ómicron*, las personas no vacunadas tienen 53.2 veces mayor riesgo de morir si contraen COVID-19 que aquellas que recibieron un esquema completo con tres dosis de vacuna.[270]

En pocas palabras: las vacunas contra COVID-19 sirven extraordinariamente bien, incluso ahora contra la variante *ómicron*, y han salvado miles o millones de vidas en el último año. Sería sensacional que la protección inmunológica no declinara. También lo sería que ya no surgieran nuevas variantes más evasivas de la inmunidad que confieren las vacunas. Ni se diga lo fantástico que sería que contáramos con vacunas de nueva generación que fueran universales para cualquier variable existente o por venir del virus y que nos confiriera una protección sostenida durante años, o incluso para el resto de la vida. Pero, mientras no sucedan algunas de las tres condiciones fenomenales que acabo de mencionar y las personas vuelvan a estar en riesgo de morir, ya sea porque apareció una nueva variante o porque la protección inmunológica de la última dosis disminuyó, si es necesario recibir una dosis cada seis meses y pasamos de la dosis cuatro a la 10 o, en efecto, a la 27, lo tendremos que hacer, porque la alternativa sería volver a tener los hospitales saturados, los comercios cerrados y ver de 15 a 18 000 personas morir en el mundo cada día por COVID-19.

La pandemia tarde o temprano terminará, y cuando eso suceda recogeremos cada uno los pedazos de lo que se haya roto en este tiempo difícil; los enmendaremos y seguiremos caminando hacia adelante. Lo único que no podremos rescatar son las vidas que se perdieron. Mientras la pandemia no llegue a su fin y no hayamos podido controlar esta enfermedad, sigamos llevando a cabo todas las medidas de prevención y haciendo lo posible para evitar los contagios. Porque lo único que realmente importa es que, del otro lado de esta tragedia, aún estemos aquí.

Ahí, del otro lado, nos vemos.

Notas

1 https://www.nature.com/articles/d41586-022-00104-8
2 https://www.nature.com/articles/s41564-020-0695-z
3 https://www.GISAID.org/resources/statements-clarifications/clade-and-lineage-nomenclature-aids-in-genomic-epidemiology-of-active-hcov-19-viruses/
4 https://nextstrain.org/blog/2021-01-06-updated-sars-CoV-2-clade-naming
5 Rambaut, A., *et al. Nat. Microbiol.* 5, 1403-1407 (2020).
6 https://www.nature.com/articles/s41564-021-00932-w#ref-CR4
7 https://salvemosconciencia.org/
8 https://youtu.be/Bj9S7CoqS9k
9 https://www.gits.igg.UNAM.mx/red-irag-dashboard/reviewHome
10 https://salvemosconciencia.org/autovigilancia/
11 https://www.milenio.com/opinion/ricardo-raphael/politica-zoom/un-dano-irreparable
12 https://coronavirus.gob.mx/
13 *Idem.*
14 https://www.elsoldemexico.com.mx/doble-via/por-que-seguimos-usando-tapetes-sanitizantes-si-no-sirven-7544892.html
15 https://www.youtube.com/watch?v=bw5C2h5vprY
16 https://www.gob.mx/salud/documentos/datos-abiertos-152127
17 https://coronavirus.gob.mx/exceso-de-mortalidad-en-mexico
18 https://politica.expansion.mx/cdmx/2021/02/02/al-menos-1-928-personas-han-muerto-por-COVID-19-fuera-de-un-hospital-en-cdmx
19 https://www.BBC.com/mundo/noticias-america-latina-55643781
20 https://www.eluniversal.com.mx/nacion/mueren-8-de-cada-10-intubados-por-COVID-19-en-el-IMSS
21 https://www.gob.mx/salud/documentos/datos-abiertos-152127
22 https://www.forbes.com.mx/no-vacuna-medicos-privados-lopez-obrador
23 https://www.BBC.com/mundo/noticias-america-latina-52319044
24 https://www.eltiempo.com/justicia/delitos/coronavirus-en-colombia-que-piensan-quienes-agreden-a-los-medicos-493000

25 https://elpais.com/sociedad/2020-04-08/andate-porque-nos-vas-a-contagiar-hdp-medicos-argentinos-sufren-el-repudio-de-sus-vecinos.html

26 https://www.rfi.fr/es/francia/20200318-los-franceses-abrieron-sus-ventanas-para-aplaudir-al-personal-sanitario

27 https://www.thelancet.com/journals/lancet/article/PIIS0140-6736(20)31955-3/fulltext

28 https://politica.expansion.mx/cdmx/2021/02/02/al-menos-1-928-personas-han-muerto-por-Covid-19-fuera-de-un-hospital-en-cdmx

29 https://salvemosconciencia.org/

30 «La libertad prescriptiva del médico es un principio científico y ético que tiene la finalidad de orientar la práctica de la profesión médica, otorgando a los profesionales, técnicos y sus auxiliares de las disciplinas para la salud discrecionalidad en su actuar. La libertad prescriptiva debe ejercerse en aras de obtener el beneficio del paciente y en ninguna circunstancia debe equipararse con la arbitrariedad, pues el actuar del personal médico debe fundamentarse en el estado actual de la ciencia médica y encaminarse en todo momento al beneficio del paciente, tomando en consideración las circunstancias de cada caso». https://www.anmm.org.mx/GMM/2018/n6/GMM_6_18_693-697.pdf

31 https://www.thelancet.com/article/S0140-6736(21)00461-X/fulltext

32 https://www.BBC.com/mundo/noticias-53419685

33 https://www.eleconomista.com.mx/politica/Mexico-reconoce-haber-vendido-mascarillas-a-China-en-febrero-y-busca-priorizar-ahora-el-abasto-interno-20200407-0104.html

34 https://www.CDC.gov/coronavirus/2019-ncov/science/science-briefs/sars-cov-2-transmission.html

35 https://coronavirus.gob.mx/exceso-de-mortalidad-en-mexico/

36 https://www.gob.mx/presidencia/articulos/version-estenografica-conferencia-de-prensa-del-presidente-andres-manuel-lopez-obrador-del-8-de-febrero-de-2021

37 https://elpais.com/mexico/2021-02-20/hugo-lopez-gatell-anuncia-que-tiene-COVID-19.html#:~:text=El%20subsecretario%20de%20Salud%2C%20Hugo,espero%20la%20de%20la%20PCR

38 https://elpais.com/mexico/2021-03-11/el-bochornoso-paseo-de-lopez-gatell-por-la-condesa.html#:~:text=Las%20c%C3%A1maras%20captaron%20un%20momento,la%20ciudad%2C%20en%20la%20Condesa.&text=%C2%BFPor%20qu%C3%A9%20si%20ten%C3%ADa%20la,en%20alg%C3%BAn%20momento%20sin%20cubrebocas%3F

39 https://www.who.int/es/news-room/feature-stories/detail/who-advises-that-ivermectin-only-be-used-to-treat-COVID-19-within-clinical-trials

40 https://nextstrain.org/ncov/GISAID/global

41 https://www.BBC.com/news/uk-55227325

42 https://www.who.int/en/activities/tracking-sars-CoV-2-variants/

43 https://www.nytimes.com/2021/02/07/world/south-africa-astrazeneca-vaccine.html

44 https://www.nature.com/articles/s41579-021-00573-0

45 https://ourworldindata.org/explorers/coronavirus-data-explorer?zoomToSele
ction=true&time=2020-08-31&facet=none&pickerSort=desc&pickerMetric=n
ew_cases_smoothed_per_million&Metric=Variants&Interval=7-day+rolling+ave
rage&Relative+to+Population=true&Align+outbreaks=false&country=~ZAF

46 https://www.GISAID.org/

47 https://nextstrain.org/

48 https://cov-lineages.org/

49 https://ourworldindata.org/explorers/coronavirus-data-explorer?zoomToSelection
=true&time=2020-11-23&facet=none&pickerSort=desc&pickerMetric=new_cases_
smoothed_per_million&Metric=Variants&Interval=7-day+rolling+average&Relative
+to+Population=true&Align+outbreaks=false&country=ZAF~BRA~IND~GBR

50 https://nextstrain.org/ncov/GISAID/global

51 https://covariants.org/per-country

52 https://www.france24.com/en/europe/20210719-england-lifts-covid-19-restric-
tions-even-as-variant-cases-spike

53 https://www.voanews.com/a/covid-19-pandemic_britain-lifts-covid-restric-
tions/6208421.html

54 https://www.aha.org/news/headline/2021-04-27-CDC-lifts-outdoor-masking-res-
trictions-fully-vaccinated-individuals

55 https://www.webmd.com/lung/news/20210518/states-follow-CDC-guidance-
drop-mask-mandate

56 https://www.thelancet.com/journals/laninf/article/PIIS1473-3099(21)00648-4/
fulltext

57 https://www.gob.mx/presidencia/es/articulos/conferencia-de-prensa-del-presi-
dente-andres-manuel-lopez-obrador-del-6-de-julio-de-2021-276443?idiom=es

58 https://coronavirus.gob.mx/

59 https://www.science.org/doi/10.1126/science.abd9149

60 https://www.sciencedirect.com/science/article/abs/pii/S0163445321002735

61 https://www.thelancet.com/journals/lancet/article/PIIS0140-6736(21)00869-
2/fulltext

62 https://www.pnas.org/content/118/9/e2019716118

63 https://www.thelancet.com/article/S0140-6736(20)32007-9/fulltext

64 https://www.FDA.gov/news-events/press-announcements/FDA-authorizes-pfizer-
biontech-covid-19-vaccine-emergency-use-children-5-through-11-years-age

65 https://www.EMA.europa.eu/en/news/comirnaty-covid-19-vaccine-EMA-recom-
mends-approval-children-aged-5-11

66 https://www.gob.cl/yomevacuno/

67 https://www.foreignaffairs.com/articles/united-states/2021-06-08/coronavirus-
strategy-forever-virus

68 https://www.scientificamerican.com/article/omicrons-surprising-anatomy-expla-
ins-why-it-is-wildly-contagious/

[69] La vacuna Pfizer se disuelve con un diluyente provisto por la misma compañía farmacéutica. Fuente: https://espanol.CDC.gov/vaccines/covid-19/info-by-product/pfizer/index.html

[70] Pfizer llega al sitio de vacunación refrigerada a una temperatura de entre −80 y −60 °C. Fuente: https://espanol.CDC.gov/vaccines/covid-19/info-by-product/pfizer/index.html

[71] https://www.nejm.org/doi/full/10.1056/nejmoa2114228

[72] https://www.nature.com/articles/d41586-021-03674-1

[73] https://www.eurosurveillance.org/content/10.2807/1560-7917.ES.2022.27.1.2101125

[74] https://www.gob.mx/sre/prensa/mexico-es-uno-de-los-paises-que-cuentan-con-el-portafolio-de-vacunas-mas-amplio-del-mundo?idiom=es

[75] https://noticieros.televisa.com/ultimas-noticias/mision-cumplida-dice-ebrard-sobre-llegada-vacuna-covid-19-mexico-diciembre

[76] https://www.gob.mx/sre/prensa/arriba-a-mexico-embarque-con-439-mil-725-vacunas-contra-el-virus-sars-cov-2-261106

[77] https://twitter.com/m_ebrard/status/1363147183663558660

[78] https://www.excelsior.com.mx/nacional/mision-cumplida-mexico-inicia-vacuna-cion-masiva-ebrard/1426588

[79] https://www.gob.mx/salud/prensa/012-este-13-de-enero-inicia-vacunacion-con-tra-covid-19-de-forma-simultanea-en-el-pais?idiom=es-MX

[80] https://www.gob.mx/salud/prensa/012-este-13-de-enero-inicia-vacunacion-con-tra-covid-19-de-forma-simultanea-en-el-pais

[81] https://www.amnesty.org/en/latest/news/2020/09/amnesty-analysis-7000-health-workers-have-died-from-covid19/

[82] Informe de la Secretaría de Salud de México sobre COVID-19 en el personal de salud (28 de diciembre de 2020) https://www.gob.mx/salud/documentos/informes-sobre-el-personal-de-salud-covid19-en-mexico-2020

[83] https://jamanetwork.com/journals/jama/fullarticle/2765376

[84] https://www.cidrap.umn.edu/news-perspective/2021/06/dental-workers-found-be-increased-covid-19-risk

[85] https://www.OSHA.gov/coronavirus/hazards#risk_classification

[86] https://www.milenio.com/ciencia-y-salud/dentistas-exigen-ser-considerados-en-vacunacion-contra-covid-19

[87] *Idem.*

[88] https://www.gob.mx/presidencia/articulos/version-estenografica-confe-rencia-de-prensa-informe-diario-sobre-coronavirus-covid-19-en-mexico-244457?idiom=es

[89] https://www.science.org/doi/10.1126/sciimmunol.abl4340

[90] https://www.science.org/doi/10.1126/sciimmunol.abl4348

[91] www.jornada.com.mx/notas/2021/05/24/capital/internos-de-40-a-59-anos-reciben-primera-dosis-de-vacuna-en-prisiones/+&cd=3&hl=es&ct=clnk&gl=mx

92 https://aristeguinoticias.com/1504/mexico/cuestiona-AMLO-amparo-a-medicos-privados-para-recibir-vacuna-anti-covid

93 https://sites.google.com/site/arturoerdely/covid19mx

94 https://www.latimes.com/espanol/mexico/articulo/2021-06-21/lopez-obrador-arrecia-su-ataque-contra-la-clase-media-aspiracionista

95 https://www.animalpolitico.com/2021/01/semaforo-riesgo-covid-campeche/

96 https://www.elfinanciero.com.mx/nacional/2021/06/01/cuantos-maestros-y-maestras-han-sido-vacunados-contra-covid-en-mexico-esto-dice-la-sep/

97 https://www.thelancet.com/journals/lancet/article/PIIS0140-6736(21)02753-7/fulltext

98 https://www.reuters.com/article/us-health-coronavirus-vaccine-cansinobio-idUSKBN2BO4CG

99 https://www.thelancet.com/journals/lancet/article/PIIS0140-6736(21)00234-8/fulltext

100 https://agenciabrasil.ebc.com.br/es/saude/noticia/2021-04/anvisa-replicacion-de-adenovirus-en-sputnik-v-se-prueba-en-documentos

101 https://agenciabrasil.ebc.com.br/es/saude/noticia/2021-04/la-agencia-sanita-ria-brasilena-rechaza-importacion-y-uso-de-sputnik-v

102 https://www.france24.com/es/minuto-a-minuto/20210429-cient%C3%ADficos-apoyan-decisi%C3%B3n-de-brasil-de-parar-importaci%C3%B3n-de-vacuna-rusa

103 https://arstechnica.com/science/2021/04/brazil-rejects-sputnik-v-vaccine-says-its-tainted-with-replicating-cold-virus/?amp=1

104 https://www.jornada.com.mx/notas/2021/03/09/politica/duenos-de-farma-ceuticas-y-medios-promueven-mi-debilitamiento-AMLO

105 https://www.cronista.com/apertura-negocio/empresas/la-fabrica-argentina-de-la-vacuna-sputnik-v-ya-tiene-los-fondos-para-su-construccion

106 https://twitter.com/ssaludcdmx/status/1398249394697297925

107 https://coronavirus.gob.mx/wp-content/uploads/2021/01/GuiaAplicacionVx_BNT162b_08Ene2021.pdf

108 https://www.eleconomista.com.mx/politica/Se-hizo-prueba-en-todo-el-pais-con-seis-dosis-en-lugar-de-cinco-de-la-vacuna-de-Pfizer-Lopez-Gatell-20210608-0136.html

109 https://www.cvdvaccine-us.com/images/pdf/Low-Dead-Volume-Syringe-Bro-chure_es.pdf

110 https://www.radioformula.com.mx/audio-y-video/audio/20210528/si-todo-sigue-como-hoy-para-efectos-practicos-estaremos-en-verde-la-siguiente-semana-eduardo-clark

111 https://twitter.com/tu_imss/status/1378540195356798977?lang=es

112 https://www.eleconomista.com.mx/politica/AMLO-sobre-vacuna-de-aire-hay-que-ver-si-no-fue-montado-20210405-0019.html

113 https://www.elsoldehermosillo.com.mx/local/mujer-de-95-anos-recibe-aire...-en-lugar-de-vacuna-covid-19-cajeme-taddei-6547901.html

[114] https://www.gob.mx/salud/prensa/025-integrantes-de-brigadas-correcaminos-estan-consideradas-en-la-politica-nacional-de-vacunacion?idiom=es

[115] https://www.forbes.com.mx/fin-de-semana-llegaran-1-75-millones-de-vacunas-de-moderna-desde-eu-ebrard

[116] https://www.niaid.nih.gov/

[117] https://www.FDA.gov/news-events/press-announcements/FDA-authorizes-pfizer-biontech-covid-19-vaccine-emergency-use-children-5-through-11-years-age

[118] https://www.EMA.europa.eu/en/news/comirnaty-covid-19-vaccine-EMA-recommends-approval-children-aged-5-11

[119] https://www.gob.mx/cofepris/articulos/cofepris-emite-modificacion-a-la-autorizacion-para-uso-de-emergencia-de-vacuna-pfizer-biontech-permitira-aplicacion-a-partir-de-12-anos?idiom=es

[120] https://www.pfizer.com/news/press-release/press-release-detail/pfizer-and-biontech-initiate-rolling-submission-emergency

[121] https://www.elsoldemexico.com.mx/mexico/sociedad/lopez-gatell-dice-que-menores-vacunados-contra-covid-por-amparo-quitan-oportunidad-a-adulto-7183765.html

[122] https://laurieximenez.files.wordpress.com/2020/04/1-guia_bioetica_final_10_abril2020_v1.pdf

[123] https://covid-19pharmacovigilance.paho.org/pfizer-biontech

[124] https://www.yotambien.mx/actualidad/las-vacunas-que-nos-faltan-no-esas-las-otras

[125] https://www.linkedin.com/pulse/measles-what-usa-could-learn-from-unexpected-expert-m%C3%A9xico-tello

[126] https://www.yotambien.mx/actualidad/las-vacunas-que-nos-faltan-no-esas-las-otras

[127] https://www.abc.es/sociedad/abci-vacuna-pfizer-no-necesita-ultracongelacion-202102191731_noticia.html

[128] https://www.thelancet.com/article/S0140-6736(20)32007-9/fulltext

[129] https://www.animalpolitico.com/elsabueso/se-puede-vacunar-a-7-con-un-vial-de-pfizer/

[130] https://www.elfinanciero.com.mx/salud/2021/07/20/lopez-gatell-explica-el-misterio-de-las-casi-20-millones-de-vacunas-covid-guardadas/

[131] Sus integrantes son: Celia Alpuche Aranda, presidenta del GTAV y directora del Centro de Investigaciones sobre Enfermedades Infecciosas; José Luis Díaz Ortega, director del Programa de Atención a la Salud de la Infancia y la Adolescencia; José Ignacio Santos Preciado, secretario del Consejo de Salubridad General; Alejandro Cravioto Quintana, presidente del Grupo de Expertos en Asesoramiento Estratégico sobre Inmunización de la OMS; María de Jesús Medina Arellano, del Instituto de Investigaciones Jurídicas de la UNAM; Jon Andrus, exdirector adjunto de la Organización Panamericana de la Salud; Raffaela Schiavon Ermani, médica especialista en salud sexual y reproductiva; Carlos Arias Ortiz, del Instituto de Biotecnología de la UNAM; Gustavo Reyes Terán, titular de la Comisión Coordinadora

de Institutos Nacionales de Salud y Hospitales de Alta Especialidad; María Elena Álvarez-Buylla, directora general del Consejo Nacional de Ciencia y Tecnología; Constantino López Macías, investigador de la Unidad de Investigación Médica en Inmunoquímica del IMSS; Tonatiuh Barrientos Gutiérrez, director del Centro de Investigación en Salud Poblacional; Graciela Freyermuth Enciso, investigadora del Sistema Nacional de Investigadores; María Jesús Sánchez Martín, asesora internacional de enfermedades transmisibles de la OPS y la OMS; Alba María Ropero Álvarez, asesora regional sobre inmunización de la OPS y la OMS; José Sifuentes Osornia, director médico del Instituto Nacional de Ciencias Médicas y Nutrición Salvador Zubirán; Noris Pavía Ruz, de la Clínica para Niños con Inmunodeficiencia Adquirida, HGM/UNAM; Gerardo Martínez Aguilar, investigador del IMSS, y Sergio Bautista Arredondo, titular de la Comisión Coordinadora de Institutos Nacionales de Salud y Hospitales de Alta Especialidad. Fuente: https://twitter.com/AlejandroC_IQ/status/1457907752710328321?s=20

[132] http://vacunacovid.gob.mx/wordpress/wp-content/uploads/2021/12/2022.01.25-PNVx_covid.pdf

[133] *Idem.*

[134] https://coronavirus.gob.mx/wp-content/uploads/2021/02/Operativo_Correcaminos_19feb2021.pdf

[135] https://www.sciencedirect.com/science/article/pii/S0304387821001346

[136] https://coronavirus.gob.mx/exceso-de-mortalidad-en-mexico/

[137] http://www.imss.gob.mx/prensa/archivo/202104/148#:~:text=Cada%20apoyo%20consta%20de%2011,Veracruz%2C%20Nuevo%20Le%C3%B3n%20y%20Jalisco.

[138] https://www.gob.mx/difnacional/articulos/brinda-DIF-nacional-apoyo-de-gastos-funerarios-a-poblacion-en-situacion-de-vulnerabilidad?idiom=es

[139] https://datos.nexos.com.mx/que-nos-dicen-las-actas-de-defuncion-de-la-cdmx/

[140] *Idem.*

[141] https://datos.nexos.com.mx/que-nos-dicen-las-actas-de-defuncion-de-la-cdmx-actualizacion-al-14-de-febrero-de-2021/

[142] https://datos.nexos.com.mx/que-nos-dicen-las-actas-de-defuncion-de-la-cdmx/

[143] https://www.worldometers.info/coronavirus/country/mexico/

[144] https://www.inegi.org.mx/contenidos/saladeprensa/boletines/2021/EstSociodemo/DefuncionesRegistradas2020preliminar.pdf

[145] https://www.inegi.org.mx/contenidos/saladeprensa/boletines/2022/dr/dr2021.pdf

[146] https://www.thelancet.com/journals/lancet/article/PIIS0140-6736(21)02796-3/fulltext

[147] https://ojo-publico.com/2828/mexico-ensayos-clinicos-y-vacunacion-irregular-con-cansino

[148] *Idem.*

[149] https://ojo-publico.com/2828/mexico-ensayos-clinicos-y-vacunacion-irregular-con-cansino

150 https://www.gob.mx/sre/prensa/gobierno-de-mexico-presenta-avances-en-por-tafolio-de-vacunas-contra-COVID-19

151 https://ojo-publico.com/2828/mexico-ensayos-clinicos-y-vacunacion-irregular-con-cansino

152 https://www.gob.mx/salud/prensa/046-otorga-cofepris-autorizacion-para-uso-de-emergencia-de-vacuna-sputnik-v

153 https://www.ejecentral.com.mx/poder-y-dinero-vil-uso-electoral-de-las-vacunas/

154 https://www.eluniversal.com.mx/nacion/AMLO-ninos-deben-regresar-las-aulas-porque-se-han-vuelto-adictos-los-videojuegos

155 https://www.elfinanciero.com.mx/salud/2021/07/27/AMLO-revela-que-su-hijo-se-contagio-de-covid/

156 https://globalhealthsciences.ucsf.edu/sites/globalhealthsciences.ucsf.edu/files/la_respuesta_de_mexico_al_covid_esp.pdf

157 https://www.INSP.mx/recomendaciones-pandemia/reflexiones-sobre-la-respues-ta-de-mexico-ante-la-pandemia-de-covid-19-y-sugerencias-para-enfrentar-los-proximos-retos-presentacion-de-recomendaciones

158 https://www.INSP.mx/recomendaciones-pandemia/publicaciones-61a19315b-de452.11106751

159 https://www.paho.org/es/noticias/28-1-2021-especialistas-OPS-otras-28-institu-ciones-organismos-emiten-recomendaciones-sobre

160 https://www.eleconomista.com.mx/politica/Especialistas-de-salud-presentan-propuestas-en-estrategia-de-contra-Covid-19-Lopez-Gatell-ofrece-reflexion-y-co-rregir-el-rumbo-donde-sea-necesario-20210127-0058.html

161 https://coronavirus.gob.mx/

162 https://www.timesofisrael.com/england-parties-to-celebrate-freedom-day-as-co-vid-curbs-lift-despite-fears/

163 https://coronavirus.gob.mx/

164 https://salvemosconciencia.org/

165 https://salvemosconciencia.org/autovigilancia

166 https://www.gob.mx/salud/documentos/informes-sobre-el-personal-de-salud-covid19-en-mexico-2021

167 https://www.gob.mx/presidencia/articulos/version-estenografica-conferencia-de-prensa-informe-diario-sobre-coronavirus-COVID-19-en-mexico-241196/

168 https://www.pnas.org/content/118/4/e2014564118

169 https://lopezobrador.org.mx/2021/07/27/version-estenografica-de-la-conferen-cia-de-prensa-matutina-del-presidente-andres-manuel-lopez-obrador-579/

170 https://www.thelancet.com/journals/eclinm/article/PIIS2589-5370(21)00435-1/fulltext

171 https://jamanetwork.com/journals/jamanetworkopen/fullarticle/2778347

172 https://link.springer.com/article/10.1007/s12519-021-00457-6

173 https://www.bmj.com/content/376/bmj.o143

174 https://elpais.com/mexico/2021-08-11/los-contagios-de-coronavirus-entre-los-ninos-en-mexico-superan-las-cifras-vistas-en-diciembre.html

175 https://lopezobrador.org.mx/2021/08/13/version-estenografica-de-la-conferencia-de-prensa-matutina-del-presidente-andres-manuel-lopez-obrador-589/

176 https://www.gob.mx/presidencia/es/articulos/version-estenografica-conferencia-de-prensa-del-presidente-andres-manuel-lopez-obrador-del-18-de-mayo-de-2021?idiom=es

177 *Idem.*

178 https://www.infobae.com/america/mexico/2021/06/25/claudia-sheinbaum-no-estamos-ante-una-tercera-ola-hay-un-ligero-incremento-en-casos/

179 https://www.elfinanciero.com.mx/nacional/2021/07/25/habra-clases-presenciales-llueva-truene-o-relampaguee-AMLO-en-medio-de-tercera-ola-de-covid-19/

180 https://www.swissinfo.ch/spa/coronavirus-m%C3%A9xico_alcaldesa-de-ciudad-de-m%C3%A9xico-debate-con-gobierno-por-sem%C3%A1lforo-epidemiol%C3%B3gico/46849972

181 https://www.elfinanciero.com.mx/salud/2021/08/08/sheinbaum-ve-estabilidad-del-covid-19-en-la-cdmx-los-informes-del-gobierno-federal-no/

182 https://www.ssc.cdmx.gob.mx/comunicacion/nota/tarjeta-informativa-acuden-250-mil-personas-al-zocalo-por-mensaje-del-presidente-de-mexico-tres-anos-de-gobierno#:~:text=El%20Gobierno%20de%20la%20Ciudad,(Pino%20Su%C3%A1rez%2C%20Francisco%20I.

183 https://www.cultura.cdmx.gob.mx/comunicacion/nota/056-21t

184 https://presidente.gob.mx/10-01-22-version-estenografica-de-la-conferencia-de-prensa-matutina-del-presidente-andres-manuel-lopez-obrador/

185 https://elpais.com/mexico/2022-01-24/sheinbaum-descarta-mas-restricciones-en-ciudad-de-mexico-pese-al-aumento-de-contagios.html

186 https://www.gob.mx/salud/prensa/version-estenografica-conferencia-de-prensa-informe-diario-sobre-coronavirus-COVID-19-en-mexico-273749

187 https://sites.google.com/site/arturoerdely/covid19mx

188 https://www.usatoday.com/in-depth/graphics/2022/01/13/COVID-19-kids-cases-deaths-and-hospitalization-omcrion-data-charts/9118848002/

189 https://COVID.cdc.gov/COVID-data-tracker/#demographics

190 https://www.gob.mx/salud/documentos/datos-abiertos-152127

191 https://www.cdc.gov/coronavirus/2019-ncov/vaccines/recommendations/children-teens.html

192 https://presidente.gob.mx/22-02-22-version-estenografica-de-la-conferencia-de-prensa-matutina-del-presidente-andres-manuel-lopez-obrador/

193 https://www.gob.mx/presidencia/es/articulos/version-estenografica-conferencia-de-prensa-del-presidente-andres-manuel-lopez-obrador-del-14-de-septiembre-de-2021?idiom=es

194 ttps://twitter.com/AlejandroC_IQ/status/1437780224188506114?s=20&t=cetVEAsqBrCVnthacTzFxw

195 https://presidente.gob.mx/13-07-21-version-estenografica-de-la-conferencia-de-prensa-matutina-del-presidente-andres-manuel-lopez-obrador/

196 https://www.gits.igg.UNAM.mx/red-irag-dashboard/reviewHome

197 https://www.gob.mx/presidencia/articulos/version-estenografica-conferencia-de-prensa-del-presidente-andres-manuel-lopez-obrador-del-3-de-agosto-de-2021?idiom=es

198 https://www.eluniversal.com.mx/nacion/coronavirus-mexico-ha-podido-domar-al-COVID-19-amlo

199 https://aristeguinoticias.com/0809/mexico/vamos-logrando-domar-esta-pandemia-y-salvando-vidas-afirma-amlo/

200 https://www.theguardian.com/world/2021/jul/22/uk-scientists-back-COVID-boosters-as-study-finds-post-jab-falls-in-antibodies

201 https://www.gob.mx/presidencia/es/articulos/version-estenografica-conferencia-de-prensa-del-presidente-andres-manuel-lopez-obrador-del-7-de-septiembre-de-2021/

202 https://www.fda.gov/news-events/press-announcements/coronavirus-COVID-19-update-fda-authorizes-pfizer-biontech-COVID-19-vaccine-emergency-use

203 https://www.gob.mx/cofepris/articulos/cofepris-emite-modificacion-a-la-autorizacion-para-uso-de-emergencia-de-vacuna-pfizer-biontech-permitira-aplicacion-a-partir-de-12-anos?idiom=es#:~:text=La%20Comisi%C3%B3n%20Federal%20para%20la,partir%20de%20los%2012%20a%C3%B1os.

204 https://www.gob.mx/presidencia/es/articulos/version-estenografica-conferencia-de-prensa-del-presidente-andres-manuel-lopez-obrador-del-7-de-septiembre-de-2021/

205 https://twitter.com/AlejandroC_IQ/status/1435295261488734213?s=20&t=fFZPPVPQamrfacn2C8o2JA

206 https://datos.nexos.com.mx/como-va-el-avance-en-la-aplicacion-de-vacunas-contra-COVID-19-en-mexico-corte-al-30-de-enero-de-2021/

207 https://twitter.com/AlejandroC_IQ/status/1355888178775908355?s=20&t=fFZPPVPQamrfacn2C8o2JA

208 https://twitter.com/CiroGomezL/status/1339818022819794944?s=20&t=MBii8WRCoS6Fi1OI0_xerg

209 https://lopezdoriga.com/nacional/video-hombre-murio-en-la-puerta-del-hospital-magdalena-de-las-salinas/

210 https://www.gob.mx/presidencia/articulos/version-estenografica-conferencia-de-prensa-del-presidente-andres-manuel-lopez-obrador-del-11-de-noviembre-de-2021

211 https://elpais.com/mexico/2021-01-31/los-paramedicos-al-limite.html

212 https://twitter.com/AlejandroC_IQ/status/1356621044933685254?s=20&t=Qlec1mO9S8YRUJa7ZkM1WA

213 https://twitter.com/DrPacoMoreno1/status/1357139955089371142?s=20&t=Qlec1mO9S8YRUJa7ZkM1WA

214 https://journals.plos.org/plosone/article?id=10.1371/journal.pone.0245772

215 https://twitter.com/StratCons/status/1357805883577761794?s=20&t=MBii8WRCoS6Fi1OI0_xerg

216 https://www.animalpolitico.com/blog-invitado/la-muerte-de-mi-hermano/

217 https://twitter.com/ahope71/status/1355538464645722113?s=20&t=Qlec1mO9S8YRUJa7ZkM1WA

218 https://www.thelancet.com/journals/lanchi/article/PIIS2352-4642(22)00005-0/fulltext

[219] https://www.capital21.cdmx.gob.mx/noticias/?p=23596

[220] https://www.youtube.com/watch?v=0c7Pf1J1400/

[221] https://coronavirus.gob.mx/exceso-de-mortalidad-en-mexico/

[222] https://presidente.gob.mx/29-06-21-version-estenografica-de-la-conferencia-de-prensa-matutina-del-presidente-andres-manuel-lopez-obrador/

[223] https://www.infobae.com/america/mexico/2021/11/26/no-hay-ningun-signo-sheinbaum-descarto-cuarta-ola-de-COVID-19-en-ciudad-de-mexico/

[224] https://elpais.com/mexico/2021-11-11/lopez-obrador-admite-el-desabasto-de-medicamentos-y-exige-al-secretario-de-salud-una-solucion-ya-no-hay-excusas.html

[225] https://www.youtube.com/watch?v=_uBOfWrCBUs

[226] https://www.fda.gov/news-events/press-announcements/fda-authorizes-pfizer-biontech-COVID-19-vaccine-emergency-use-children-5-through-11-years-age#:~:text=The%20Pfizer%2DBioNTech%20COVID%2D19%20Vaccine%20for%20children%205%20through,and%20older%20(30%20micrograms).

[227] https://www.ema.europa.eu/en/news/comirnaty-COVID-19-vaccine-ema-recommends-approval-children-aged-5-11

[228] https://aristeguinoticias.com/2710/mexico/a-mis-nietos-no-los-vacunare-contra-COVID-alcocer/

[229] https://www.sopitas.com/noticias/alcocer-secretario-salud-vaporub-vick-recomienda-ninos-COVID-leve-omicron/

[230] https://www.sdpnoticias.com/estados/cdmx/secretaria-de-salud-de-la-cdmx-no-vacunaria-contra-COVID-19-a-sus-nietos/

[231] https://politica.expansion.mx/mexico/2021/08/17/vacunar-a-menores-de-edad-no-cuenta-con-fundamento-cientifico-lopez-gatell

[232] https://www.scientificamerican.com/article/the-benefits-of-vaccinating-kids-against-COVID-far-outweigh-the-risks-of-myocarditis1/

[233] https://www.inegi.org.mx/programas/ccpv/2020/default.html

[234] https://politica.expansion.mx/voces/2021/10/05/COVID-mexico-catastrofe-sin-costos-para-amlo

[235] *Idem.*

[236] https://www.reforma.com/aplicacioneslibre/preacceso/articulo/default.aspx?__rval=1&urlredirect=https://www.reforma.com/deshumanizacion-y-COVID-19-2021-11-22/op216368?referer=--7d616165662f3a3a6262623b727a7a-7279703b767a783a--

[237] https://www.dw.com/es/amlo-se-niega-a-usar-cubrebocas-porque-ya-no-contagia/a-56503128

[238] https://www.nytimes.com/2021/02/26/world/Bolsonaro-face-masks.html?

[239] https://news.un.org/es/story/2020/08/1479332

[240] *Idem.*

[241] https://www.eluniversal.com.mx/nacion/aplicar-pruebas-de-COVID-19-toda-la-poblacion-desperdicio-de-tiempo-y-recursos-lopez-gatell

[242] https://twitter.com/samuel_garcias/status/1498072900498190339?s=20&t=vdyb2ZSM7WXugMxdbYBomg

243 https://www.jornada.com.mx/notas/2021/07/24/politica/llueve-truene-o-re-lampaguee-clases-presenciales-en-agosto-amlo/

244 *Idem.*

245 https://www.gob.mx/presidencia/es/articulos/version-estenografica-conferen-cia-de-prensa-del-presidente-andres-manuel-lopez-obrador-del-13-de-agosto-de-2021?idiom=es

246 https://www.nytimes.com/2021/09/25/health/school-COVID-test.html

247 https://www.cdc.gov/coronavirus/2019-ncov/prevent-getting-sick/prevention.html

248 https://twitter.com/DrTedros/status/1463626957346779140

249 https://www.nature.com/articles/d41586-022-00104-8

250 https://www.thelancet.com/journals/lanchi/article/PIIS2352-4642(22)00005-0/fulltext

251 https://www.liderempresarial.com/109520-2/

252 https://www.worldometers.info/coronavirus/

253 https://www.insp.mx/avisos/resultados-preliminares-de-la-encuesta-nacional-de-salud-y-nutricion-COVID-19

254 https://www.nature.com/articles/d41586-021-03667-0

255 https://www.gob.mx/cofepris/articulos/cofepris-autoriza-tratamiento-oral-para-COVID-19-en-uso-de-emergencia-controlada?state=published

256 https://www.gob.mx/cofepris/es/articulos/segundo-tratamiento-oral-para-CO-VID-19-autorizado-para-uso-de-emergencia-controlada?idiom=es

257 https://latinus.us/2021/12/03/variantes-omicron-inmunidad-social-rapidamen-te-lopez-gatell/

258 https://www.cdc.gov/mmwr/volumes/71/wr/mm7104e2.htm

259 Véase el glosario.

260 https://www.nature.com/articles/nrmicro2644

261 https://www.eleconomista.com.mx/internacionales/Alemania-impone-res-tricciones-a-los-no-vacunados--busca-ley-para-hacer-obligatoria-las-vacu-nas-20211202-0048.html

262 https://www.nature.com/articles/d41586-021-02758-2

263 https://www.nytimes.com/2022/02/08/world/europe/denmark-COVID-infec-tions.html

264 https://www.cdc.gov/coronavirus/2019-ncov/travelers/face-masks-public-trans-portation.html

265 https://www.ft.com/content/27def1b9-b9c8-47a5-8e06-72e432e0838f

266 https://www.reuters.com/markets/europe/global-markets-graphic-2021-11-30/

267 https://www.economist.com/international/biontechs-vaccine-may-need-a-tweak-but-its-founder-is-unfazed/21806547

268 https://twitter.com/Claudiashein/status/1494646605378686976?s=20&t=pkpz xYZvzYL17FK9SnA7lQ

269 https://www.cdc.gov/coronavirus/2019-ncov/vaccines/safety/adverse-events.html

270 https://www.cdc.gov/mmwr/volumes/71/wr/mm7104e2.htm